TRAITEMENT

DES

TUMEURS DES FOSSES NASALES

AU MOYEN

De l'abaissement du nez par l'ostéotomie verticale et bilatérale de la charpente de cet organe

PAR

J. SPREAFICO Y GARCIA

DOCTEUR DE LA FACULTÉ DE SÉVILLE

EX-INTERNE LAURÉAT DES HÔPITAUX DE LA MÊME VILLE

LYON

IMPRIMERIE PITRAT AINÉ

4, RUE GENTIL, 4

1882

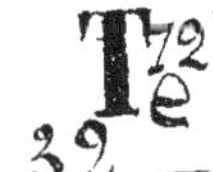

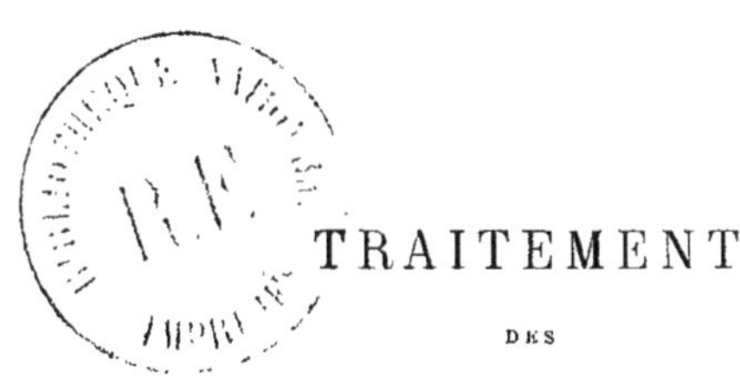

TRAITEMENT

DES

TUMEURS DES FOSSES NASALES

AU MOYEN
DE L'ABAISSEMENT DU NEZ PAR L'OSTÉOTOMIE VERTICALE
ET BILATÉRALE
DE LA CHARPENTE DE CET ORGANE

LYON. — IMP. PITRAT AINÉ, 4, RUE GENTIL.

TRAITEMENT

DES

TUMEURS DES FOSSES NASALES

AU MOYEN

De l'abaissement du nez par l'ostéotomie verticale et bilatérale de la charpente de cet organe

PAR

J. SPREAFICO Y GARCIA

DOCTEUR DE LA FACULTÉ DE SÉVILLE

EX-INTERNE LAURÉAT DES HÔPITAUX DE LA MÊME VILLE

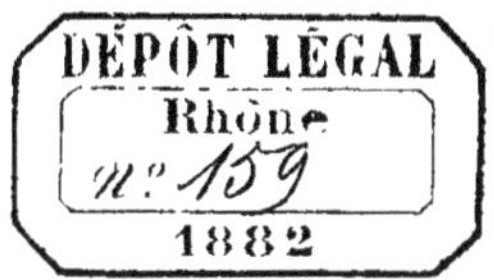

LYON

IMPRIMERIE PITRAT AINE

4, RUE GENTIL, 4

1882

PRÉFACE

C'est à juste titre que je pourrais être taxé d'ingratitude si, avant de commencer cette étude, je ne faisais montre des sentiments qui m'animent.

Étranger et connaissant à peine la langue française, ce travail aurait été au-dessus de mes forces et je n'aurais certainement pu le terminer si un hasard heureux ne m'avait conduit sur le chemin d'amis aussi éminents que doués de bonne volonté à mon égard.

En premier lieu, on me permettra de nommer l'illustre professeur Ollier dont, les excellents conseils, l'amitié et la bienveillance ne m'ont jamais fait défaut.

Grâce à lui, grâce à sa savante érudition, je puis assurer que ce travail si ardu a été certainement diminué de moitié. La langue française si précise, la langue espagnole si riche ne possèdent pas d'expressions qui puissent, même de loin, donner une idée de la reconnaissance et de l'admiration que j'éprouve et que j'éprouverai éternellement pour ce maître éminent, aussi illustre que bienveillant.

C'est à lui que je dois le sujet de cette thèse et je lui offre ici l'expression de ma plus vive reconnaissance.

En même temps, je prie M. le docteur Viennois de vouloir bien avoir la certitude que je n'oublierai jamais tout ce que je lui dois ; la gratitude la plus sincère ne pourra jamais être mise en parallèle avec ses bons conseils et son inaltérable bienveillance.

Je prie également M. le docteur Grechen de recevoir l'expression de ma reconnaissance pour l'obligeance avec laquelle il a bien voulu me faire la traduction des auteurs allemands.

Je terminerai en offrant mes meilleurs remerciements à mes amis, MM. J. Ben-Tata et L. Pimienta, qui, tous les deux, m'ont aidé dans ma tâche, en se chargeant de la traduction de ma thèse.

INTRODUCTION

Le sujet que j'ai choisi est incontestablement un des plus intéressants de la chirurgie contemporaine, et, quoique bien connu, soit par des travaux particuliers, soit par les brillantes et savantes discussions dont il a été l'objet au sein de la Société de chirurgie, il n'en est pas moins susceptible de perfectionnement.

De nombreuses et excellentes thèses ont été faites et sont restées comme des modèles du genre ; on les relira toujours avec fruit. Quant à moi, laissant de côté l'anatomie normale et l'anatomie pathologique, je ne m'occuperai ici que des procédés applicables à l'extirpation des polypes naso-pharyngiens et des tumeurs qui peuvent avoir le même siège. Parmi ces procédés opératoires même, je me contenterai de passer en revue les plus remarquables et j'insisterai surtout sur celui qui, à mon humble avis, réunit les meilleures conditions opératoires, ouvre la voie la plus large pour la recherche *complète* de la tumeur et laisse enfin, après l'opération, la cicatrice la moins perceptible, ce qui, certes, n'est pas à dédaigner, lorsque cette opération est pratiquée sur une personne du sexe féminin. Ce procédé est celui de M. le professeur Ollier.

En établissant à la fin un parallèle impartial entre les différents procédés que nous aurons examinés, il me sera facile de démontrer que si, dans quelques cas peu nombreux, alors que le polype est très petit et unipédiculé, l'opération préliminaire est superflue, elle est nécessaire dans la majorité des cas.

TRAITEMENT

DES

TUMEURS DES FOSSES NASALES

AU MOYEN
DE L'ABAISSEMENT DU NEZ PAR L'OSTÉOTOMIE VERTICALE
ET BILATÉRALE
DE LA CHARPENTE DE CET ORGANE

I

Diverses voies ont été proposées pour l'extirpation des tumeurs profondes des fosses nasales. On peut aborder ces tumeurs, pour la plupart, sans opération préliminaire ; mais ces procédés ne sont applicables qu'à des tumeurs pédiculées et faciles à extraire.

Lorsque la tumeur est volumineuse, fortement adhérente et profondément située, il faut agrandir les voies naturelles ou s'en créer de nouvelles pour faciliter l'opération. De là, diverses méthodes d'extirpation applicables surtout aux polypes naso-pharyngiens.

Ces méthodes portent le nom de :
Voie nasale,
Voie palatine,
Voie maxillaire.

Nous nous occuperons seulement de la méthode par la voie nasale qui comprend deux procédés : l'un, qui consiste à faire tout d'abord une opération préliminaire, et, une fois le polype extirpé, à reconstituer la forme des organes qu'on a préalablement divisés (Hippocrate, Celse, Garengeot, Dupuytren, Borelli, Chassaignac, Langenbeck, Bœckel, Lawrence, Ollier, etc.) ; l'autre, qui consiste à laisser la plaie béante, pour pouvoir continuer le traitement consécutif, afin d'empêcher la récidive (Legouest, Denucé, etc.).

II

Hippocrate fut le premier qui pratiqua ce genre d'opération, mais il se borna seulement à fendre les narines pour agrandir l'ouverture.

Vient ensuite Celse, qui la pratique aussi comme le certifie la citation suivante : « *Narem incidendam esse ab ima parte ad os, ut et conspici locus possit, et facilius candens ferramentum admoveri.* »

Dupuytren aussi opéra par cette même méthode [1].

Eustache (de Béziers) [2] pratiqua ce procédé en 1849

[1] Sabatier, *Médecine opératoire.*

[2] Mémoires de M. Verneuil, *Gazette hebdomadaire.* 1860.

pour l'extirpation d'une tumeur nasale sur une femme. Il fit une incision sur l'aile du nez se prolongeant sur le sillon naso-labial.

Dans la même année, Roux fit une opération semblable.

Giraldès[1] effectua la même opération, mais sans toucher à la charpente osseuse; le résultat fut négatif.

Robertson, Dieffenbach, Seutin, Lenoir, etc., pratiquèrent la même opération, mais toujours sans toucher les os du nez.

Procédé de Chassaignac. — Chassaignac[2], le premier, fit porter l'opération préliminaire sur le squelette du nez en sectionnant la partie osseuse de l'auvent nasal pour élargir la voie. Il n'avait pas l'idée d'écarter les os; il les retranchait par une véritable résection.

Voilà comme il décrit son procédé : « Le malade, assis sur un siège peu élevé, sans dossier, est placé obliquement en face d'une fenêtre, a la tête soutenue par un aide. Une alèze qui enveloppe le bras vient se nouer en haut à la nuque et en bas à la hauteur des reins.

« L'opérateur, placé en face du malade, pratique une incision transversale d'une orbite à l'autre, fait tomber sur cette première incision, du côté gauche, une section verticale descendante, un peu oblique; puis, arrivé au niveau de la partie inférieure de l'orifice des narines, change brusquement de direction et pratique une incision transversale qui s'étend de gauche à droite dans toute la largeur de la partie inférieure du nez. De cette ma-

1 *Bulletin de la Société de chirurgie*, mai 1850.

2 *Moniteur des Hôpitaux*, 1854. — *Traité clinique et pratique des opérations chirurgicales* 1862, t. II.

nière, le nez se trouve inscrit dans un lambeau rectangulaire qui ne tient plus que par un seul côté au reste de la face.

« Les tissus cutané et cartilagineux qui constituent l'enveloppe extérieure et une partie de la charpente nasale sont alors séparés par de larges et rapides incisions, de manière à permettre de rejeter ce lambeau nasal tout d'une pièce sur la joue droite.

« Ce premier temps de l'opération une fois terminé, on doit s'occuper de l'agrandissement intérieur des fosses nasales par des sections osseuses faites de la manière suivante :

« Au moyen du trépan perforatif, on pratique une ouverture qui conduit de l'une des orbites dans celle du côté opposé. La scie à chaîne, introduite à travers ce conduit, permet de sectionner en une seule fois, et d'arrière en avant, les puissantes attaches qui unissent au frontal la base des os du nez, ainsi que le sommet des apophyses montantes du maxillaire supérieur.

« Il s'agit alors, pour enlever l'espèce d'auvent que représente la voûte osseuse externe du nez, de faire partir, de chacune des deux extrémités du conduit interorbitaire qui vient d'être pratiqué, une section oblique qui va, de chaque côté, rejoindre le bord de l'orifice cordiforme des fosses nasales. De cette manière, on ouvre une voie spacieuse, surtout lorsqu'on la complète par la section de quelques-unes des lamelles qui, sous le nom de cornets ou de cloisons, pourraient encore exister dans les fosses nasales. Cette voie, large et sûre, permet d'atteindre, avec le dernier degré de précision, tous les points de la voûte nasale et de la voûte pharyngienne.

« Les choses se présentent alors dans les conditions les plus favorables pour passer au troisième temps de l'opération, celui qui consiste à engager la chaîne de l'écraseur autour du pédicule du polype.

« Pour contourner avec la chaîne de l'écraseur les attaches pharyngiennes ou naso-pharyngiennes des polypes de la base du crâne, il est plusieurs procédés.

« On peut, après avoir introduit l'écraseur courbe dans la cavité nasale, laisser pendre la chaîne de cet instrument dans le fond du pharinx.

« Deux doigts, introduits par la bouche jusque dans la cavité pharyngienne, étalent cette chaîne et lui font former une anse que les mêmes doigts refoulent, aussi haut que possible, vers la base de la tumeur.

« Il est encore un autre procédé que j'emploie pour passer un fil conducteur en arrière du pédicule du polype dans le cas où, par son volume et par ses embranchements multiples, il met obstacle à l'installation de la chaîne d'après le procédé ci-dessus indiqué.

« Je prends deux tubes exactement semblables à la sonde qu'on emploie pour le cathétérisme de la trompe d'Eustache. Ces tubes ne diffèrent de la sonde en question que par un diamètre sensiblement plus grand. De ces deux tubes, l'un, plus petit que l'autre, est disposé de telle façon que l'extrémité de la canule du plus petit tube peut être facilement reçue dans l'extrémité de la canule du plus gros.

« Les deux tubes sont placés sur les côtés du pédicule et se regardent par leur concavité.

« Lorsque les deux tubes viennent d'être emboîtés l'un dans l'autre, il importe de s'assurer de la conservation de leur perméabilité. Dans ce but, on souffle fortement à travers le plus petit tube, et si le passage de l'air se fait sans difficulté, c'est la preuve que l'on peut engager la bougie qui doit servir de conducteur au fil destiné à entraîner la chaîne de l'écraseur.

« On pourrait aussi, afin de prévenir l'engorgement des tubes par la pénétration dans leur intérieur de quelques parcelles du polype au moment où l'on cherche à les engainer, les pourvoir d'un mandrin qui ne serait retiré qu'au moment même où, étant arrivés bout à bout, ils n'ont plus qu'à être emboîtés l'un dans l'autre.

« L'un de ces instruments est placé de manière à contourner la base du polype par un côté. L'autre tube, contournant le côté opposé de la base du polype, vient à la rencontre du premier. Les deux canules s'emboîtent l'une dans l'autre, et vous avez alors un canal métallique entourant tous les pédicules de la tumeur en arrière. Il suffit alors d'introduire, par le tube le moins volumineux, l'une de ces bougies élastiques, dites filiformes, d'une longueur assez considérable pour que cette bougie, quand elle est poussée à travers le plus petit des tubes, vienne sortir par un trajet récurrent jusqu'au pavillon du plus gros. On désemboîte les tubes, on les retire chacun de son côté. Ils laissent alors, sous forme d'anse, autour du collet de la tumeur, la bougie qui les a traversés. A l'une des extrémités de la bougie, on attache un fil qui entraîne avec lui la chaîne de l'écraseur ; laquelle se trouve ainsi disposée autour de la base de la tumeur. Il ne s'agit plus que de réarticuler avec la crémaillère celle des deux extrémités de la chaîne qui avait été attachée au fil conducteur, et l'on termine l'opération en faisant agir l'écraseur linéaire, d'après les règles qui ont été déjà formulées. »

On voit que, par ce procédé, ce chirurgien faisait une grande ouverture pour arriver à l'implantation, mais en enlevant les os propres du nez, résection qui offre beaucoup d'inconvénients, comme nous le verrons plus tard.

Desprez[1] proposa un procédé qu'il décrit de la façon suivante :

« *Premier temps.* — Inciser avec un bistouri dirigé perpendiculairement à la peau, les sillons naso-labial et naso-génien.

« L'incision doit comprendre l'épaisseur des parties molles ; elle sera ensuite dirigée sur le bord antérieur du maxillaire supérieur depuis le sillon indiqué jusqu'à l'os propre du nez correspondant. Un aide relève la partie latérale du nez ainsi détachée.

« *Deuxième temps.* — Inciser la sous-cloison à son union avec la lèvre supérieure ; continuer l'incision de manière à détacher, doublé de la muqueuse, le cartilage triangulaire de l'épine nasale intérieure et de la crête qui lui fait suite dans l'étendue de 1 centimètre.

« *Troisième temps.* — Introduire parallèlement au plancher des fosses nasales de chaque côté de la cloison, la branche très étroite d'une pince de Liston ; détacher le vomer aussi près que possible de la voûte palatine et dans toute son étendue ; reporter l'instrument dans la même direction, au niveau des bords des os propres du nez et diviser jusqu'à l'apophyse basilaire. Le vomer est enlevé. C'est alors que l'opérateur doit juger si la voie

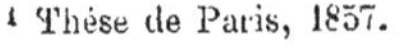
[1] Thèse de Paris, 1857.

qu'il s'est créée est assez large, non seulement pour faire agir les instruments, mais encore pour extraire le polype soit par fragments, soit en totalité.

« Si la maladie a détruit déjà le bord antérieur du maxillaire, il n'y a rien à ajouter à l'opération ; sinon, avec la gouge et le maillet ou avec une petite scie, on peut disséquer l'os dans l'étendue de 1 centimètre ou de 1 1/2 centimètre ; mais il faut préalablement détacher avec le périoste la lèvre externe de la plaie latérale, comme on le fait, par exemple, dans l'ablation du premier métacarpien, en conservant la peau. Ce supplément à l'opération peut devenir très utile.

Viennent ensuite les détails sur le *modus faciendi* pour l'extirpation du polype, ce qui ne doit pas nous occuper en ce moment.

Puis nous voyons surgir quelques opérations sur lesquelles nous ne nous étendrons pas parce qu'elles font plutôt partie des procédés maxillaires que des procédés nasaux. De ces procédés, quoi qu'en disent les Allemands, le mérite revient à Huguier, qui en parla le premier, le 3 mars 1852 et le 8 novembre 1854, ainsi que Verneuil l'a démontré à la Société de chirurgie, le 23 juillet 1875.

M. Bæckel, dans sa traduction du *Traité des Résections*, de Heyfelder, décrit ainsi son procédé :

« 1° Incision transversale sur le dos du nez d'un sac lacrymal à l'autre immédiatement au-dessous du tendon de l'orbiculaire; seconde incision partant de l'extrémité droite de la première descendant dans le sillon naso-génien jusqu'à l'aile du nez qu'il détache, troisième incision divisant la sous-cloison à son union avec la lèvre.

« 2° A l'aide d'un trocart, on perce le nez d'un sac

lacrymal à l'autre et on divise les os dans le sens de la première incision avec la scie à chaîne. Un second trait donné avec une scie à guichet divise les os dans le sens de l'incision verticale.

« Enfin, il reste à couper verticalement la cloison des fosses nasales aussi loin en arrière que possible ; on y arrive au moyen d'une pince de Liston, un fort bistouri ou une petite scie.

« 3° On replie le vaste lambeau comprenant presque toute la saillie du nez vers le côté droit en brisant l'apophyse montante de ce côté à sa base. On la saisit entre les branches d'une forte pince garnie d'amadou. Si elle offre trop de résistance, on peut la diviser par l'intérieur du nez avec un ciseau.

« 4° Pour achever de dégager l'accès du pharynx, il faut encore enlever les cornets et le reste de la cloison. Puis, le polype enlevé, on refixe le nez en place à l'aide de quelques points de suture. »

Ce procédé ne diffère en rien de celui de M. Chassaignac qui lui est antérieur. On comprend dès lors que celui-ci ait réclamé la priorité.

Nous pourrions parler maintenant des procédés de MM. Legouest et Denucé ; comme à proprement parler, ce ne sont pas des procédés originaux, mais tout simplement des modifications aux opérations que nous venons de citer et applicables seulement à des cas particuliers, nous nous contenterons d'avoir donné leurs noms.

Procédé de Lawrence. — Ce chirurgien fit deux incisions qui, partant de la partie interne des sacs lacrymaux, venaient aboutir à la réunion des ailes du nez avec la lèvre supérieure. Les os du nez et l'apophyse montante du maxillaire supérieur étaient ensuite sectionnés à l'aide d'une cisaille. Enfin la cloison était divisée et le nez ainsi détaché était relevé sur le front. La voie ainsi ouverte à l'aide de pinces, on arrachait une à une les masses polypeuses.

Procédé de J. Roux *(de Toulon)* [1]. — Il tient le milieu entre les procédés maxillaires et les procédés nasaux. Il se rapproche cependant davantage des premiers, et c'est pour cela que nous nous contenterons de rapporter la description qu'en donne l'auteur, d'autant qu'il n'a jamais été appliqué sur le vivant.

« *Premier temps. — Division de l'attache fronto-jugale.* — Incision transversale de 1 centimètre, intéressant les parties molles qui recouvrent l'apophyse orbitaire externe; section de l'articulation fronto-jugale à l'aide du ciseau froid et du marteau ou de la scie à chaîne.

« *Deuxième temps. — Division de l'attache temporo-jugale.* — Incision verticale de 1 centimètre sur l'apophyse zygomatique; section de l'articulation temporo-jugale avec la scie à chaîne ou le ciseau.

« *Troisième temps. — Division de l'attache orbito-nasale inférieure.* — Incision sinueuse des parties molles commençant à l'angle interne et inférieur de l'orbite, au-dessous du sac lacrymal, contournant l'aile du nez, la narine correspondante, et s'arrêtant au-dessous de la cloison sur la ligne médiane, où la lèvre supérieure est ensuite fendue en totalité. Après cette incision, qui a détaché le côté correspondant du nez, section de la base de

[1] *Gazette des Hôpitaux*. 30 juillet 1861.

l'apophyse montante et de la cloison interne de l'orbite, au niveau de l'angle inférieur de cette cavité, à l'aide de la scie à chaîne et du ciseau ou de ce dernier instrument seulement.

« *Quatrième temps.* — *Division de l'attache ptérygo-maxillaire.* — Section de l'articulation ptérygo-maxillaire (parties molles et dures) à l'aide d'un ciseau long de 20 centimètres, large de 25 millimètres à son tranchant, directement appliqué de champ derrière la dernière dent molaire supérieure, dans l'angle rentrant formé par la rencontre du sphénoïde, du maxillaire supérieur et de l'os palatin.

« *Cinquième temps.* — *Division de l'attache inter-maxillaire.* — Incision transversale détachant à son insertion palatine la moitié du voile du palais correspondant à l'os maxillaire qu'on veut écarter ; avulsion de la première dent incisive supérieure du même os ; section de la voûte palatine sur le côté du raphé médian à l'aide de la scie à chaîne, introduite ici, comme partout ailleurs, avec l'aiguille de M. le docteur Roux (de Brignollet).

« Les attaches osseuses ainsi divisées, on introduit dans le trait de scie intermaxillaire les mors fermés d'une pince plate et forte ; on l'ouvre avec lenteur, et l'on écarte avec facilité les deux maxillaires. Le maxillaire est détaché ; mais toujours adhérent aux parties molles qui le recouvrent, il est porté obliquement en haut et en dehors vers la fosse temporale, de manière à n'exercer sur l'œil aucune compression fâcheuse. On porte ainsi jusqu'à 10 centimètres environ l'intervalle qui sépare les dents incisives des deux maxillaires supérieures. Cet écartement est la base d'un cône dont le sommet tronqué est mesuré par l'espace compris entre l'apophyse ptérygoïde et le vomer. Enfin si ce dernier espace par lequel les instruments vont manœuvrer dans le pharynx pouvait paraître trop étroit, on pourrait l'agrandir en enlevant avec des cisailles le vomer et en coupant l'apophyse ptérygoïde à sa base.

« Après l'enlèvement du polype par l'un des procédés connus, l'arrachement à l'aide des écraseurs, la rugination des surfaces, implantation du parasite, leur cautérisation, etc., il est facile de rapprocher et de maintenir en place les tissus écartés à l'aide de la suture des parties dures et des parties molles.

« Dans le cas où, pour empêcher la récidive malheureusement trop fréquente des polypes naso-pharyngiens, on jugerait nécessaire de répéter les cautérisations sur le lieu de l'implantation, il serait facile, avant le rapprochement, de pratiquer une ouverture permanente sur l'apophyse palatine de l'os écarté, d'après les idées de MM. Nélaton et Richard. »

Cependant, en feuilletant un travail fort remarquable du professeur Weber (de Heidelberg), nous avons lu que Wutzer aurait pratiqué cette opération à Bonn, dès 1850, mais sans toucher les parties osseuses (*Handbuch von Pitta*. Billroth, III vol, I part., 1).

En Allemagne, en effet, on remarqua de bonne heure les défauts des méthodes anciennes : les récidives presque inévitables d'un côté, les hémorragies et les accidents pyohémiques de l'autre (voir Langenbeck, Weber, *Ein neues Verfatren der abschnürung der nasenrachen Polypen, in Deutsche Klinik*, 1850, p. 155) devaient amener l'esprit des chirurgiens allemands à chercher un procédé qui donnerait des résultats plus sûrs. Aussi, en 1850, ainsi que nous l'avons vu plus haut, Wutzer, d'après Weber, chercha à atteindre le polype par la face. Il nous a été impossible de trouver le travail de Wutzer; nous sommes donc obligé de nous contenter de l'assertion de Weber et du *modus faciendi* suivant qu'il donne de cette opération.

Avec de forts ciseaux, les deux ailes cartilagineuses du nez furent sectionnées le long des sillons naso-labiaux jusqu'à leur extrémité supérieure; la cloison fut enlevée aussi; puis le nez, relevé en entier sur le front, livra ainsi un passage facile pour l'extirpation du polype.

Cette opération ne paraît pas avoir eu beaucoup de retentissement. Ce n'est guère qu'une dizaine d'années plus tard qu'elle est remise en honneur et perfectionnée par Langenbeck et ses élèves.

Comme les travaux de ce dernier chirurgien sur l'opération en question sont les plus importants qui aient été publiés en Allemagne, nous nous y arrêterons un peu plus longtemps et nous décrirons le procédé opératoire tel qu'il a été publié par l'auteur. (V. B. Langenbeck, *Baträge zur Osteoplastik*, *in Deutsche Klinik*, 1859, p. 472.)

« *Polype naso-pharyngien, résection de l'apophyse nasale (du maxillaire supérieur) et de l'os nasal du côté droit, extirpation du polype, réintégration complète de l'os réséqué.*

« Jeune homme de dix-huit ans. Deux polypes fibreux remplissent entièrement l'espace derrière le voile du palais. L'une des deux tumeurs, la plus petite, s'insère dans la région de l'épine nasale postérieure; l'autre, la plus grande, est implantée dans le voisinage de la trompe d'Eustache droite et elle envoie un appendice dans la cavité nasale droite qui est entièrement bouchée. La respiration est profondément gênée, une hémorragie considérable a eu lieu peu auparavant dans la tumeur.

« Il paraissait impossible d'éloigner les tumeurs, soit en les faisant passer à travers les cavités nasales, soit en les retirant par la cavité buccale après avoir coupé en son milieu le voile du palais et réséqué l'os palatin. Je résolus donc de faire la résection de l'apophyse nasale comme je l'avais pratiquée dans des cas antérieurs.

« Or, pour ces derniers cas, j'avais réséqué et éloigné *définitivement* l'apophyse nasale ; mais comme dans le cas présent cet os n'était nullement proéminent, je pensais que la résection seule ne donnerait pas un accès suffisant aux parties profondes pour que je pusse enlever les tumeurs de la cavité pharyngienne. Il me parut nécessaire de réséquer en même temps l'apophyse et l'os nasal droit. Mais l'enlèvement de ces deux os aurait certainement eu pour suite une déformation de la face très considérable. Pour éviter un parail résultat, je résolus d'essayer de remettre en leur place les os réséqués.

« *Opération.* — Incision de la peau partant du milieu de la glabelle, descendant du côté droit par-dessus l'apophyse nasale et se terminant au bord inférieur de l'aile du nez. Les bords de la plaie sont ensuite écartés jusqu'à ce que l'apophyse nasale du maxillaire et l'os nasal soient mis complètement à jour ; le périoste est minutieusement ménagé.

« La portion cartilagineuse de la moitié droite du nez est détachée du bord des deux os. L'os nasal est ensuite coupé à partir de la cloison médiane du nez jusqu'à l'apophyse nasale de l'os frontal; une seconde incision coupe l'apophyse nasale du maxillaire à la base et est prolongée jusque dans le sinus maxillaire.

« Au moyen d'un elevatorium introduit dans la cavité nasale, je détache les deux os, je les relève vers le front et les fais maintenir dans cette position pendant le reste de l'opération. Le polype est enlevé, les artères soigneusement liées; alors je fais redescendre la couverture formée par les deux os et je les remets aussi exactement que possible à leur place primitive; la plaie est soigneusement suturée et la cavité nasale droite est tamponnée avec de la charpie.

« Les deux os réséqués avaient été détachés du maxillaire supérieur, de l'os frontal et du nasal droit; mais une attelle large d'un pouce et formée par le périoste et la muqueuse les tenait reliés avec la muqueuse nasale et l'os frontal.

« La guérison fut parfaite. »

Les opérations antérieures dont parle M. Langenbeck, dans l'article auquel nous avons emprunté cette observation, ont été décrites par M. Billroth dans la *Deutsche Klinik*, 1854, n° 50 (Weber, *die Resection des Processus nasalis maxillæ superioris, nach* Langenbeck).

Billroth énumère dans ce travail les indications de la résection de l'apophyse nasale du maxillaire supérieur, non seulement dans le cas où il s'agit de polypes naso-pharyngiens, mais pour le traitement chirurgical des tumeurs naso-pharyngiennes en général. Nous ne rapporterons de cet ouvrage que ce qui intéresse directement le sujet de notre travail : « La résection de l'apophyse nasale du maxillaire, dit Billroth, se pratique tantôt pour enlever des pseudoplasmes siégeant dans cette partie même de l'os, tantôt pour se procurer un accès aux tumeurs profondes du nez et du pharynx.

« Tous les chirurgiens savent combien est difficile l'enlèvement radical de ces formations, si l'on veut y arriver, soit par le nez, soit par la bouche. Ou bien les tumeurs sont si molles qu'on les déchire en les saisissant avec des pinces, ou elles ont des points d'insertion si multiples qu'il est impossible de faire sortir les derniers restes, ou bien elles ont une consistance si résistante et si élastique que les pinces glissent et que les ciseaux deviennent impuissants à les inciser, parce qu'on ne peut pas les tendre à volonté ; en outre, l'opération est suivie d'hémorragies souvent abondantes, et le chirurgien doit se retirer sans avoir la conviction d'avoir apporté une guérison radicale, etc. »

Billroth décrit ensuite la méthode de Langenbeck telle que nous l'avons exposée plus haut, et la recommande comme offrant des avantages sérieux.

Passant ensuite à l'analyse de la thèse de M. d'Ornellas [1], il dit : « M. d'Ornellas décrit un procédé opératoire pratiqué par Nélaton et consistant dans l'incision du voile du palais avec résection du palais osseux ; il termine son travail par les mots suivants : « La méthode de M. Nélaton doit être adoptée comme méthode générale pour le traitement des polypes fibreux de la base du crâne. » Probablement, l'auteur n'a pas conscience de la portée de ce qu'il dit. *Un procédé général applicable à tous les cas n'existe pas.* En outre, je ne vois guère

[1] Thèse de Paris, 1854.

quel avantage il peut y avoir à réséquer le palais osseux pour enlever des tumeurs qui siègent à la base du crâne, abstraction faite de ce que ce n'est là nullement une opération indifférente parce que, dans tous les cas, le timbre de la voix est modifié d'une manière désagréable. » Le même auteur dit que notre procédé est insuffisant. Je pense qu'il ne l'a pas essayé.

Des trois observations que Billroth décrit à l'appui de l'opinion qu'il défend, les deux premières concernent un cancer de l'intérieur du nez et un enchondrome de l'ethmoïde. Nous ne faisons que signaler ces deux-là, parce qu'elles ne rentrent pas directement dans le cadre de notre étude. La troisième concerne une de ces formes malignes de polypes mous, à insertions multiples, observés chez une femme âgée de soixante-huit ans, qui avait été opérée trois fois par la ligature et l'arrachement ; chaque fois l'opération fut immédiatement suivie de récidive ; la femme était tout affaiblie, la respiration et la déglutition fort gênées. Langenbeck fit l'opération d'après le procédé décrit ; seulement il modifia un peu dans ce cas l'incision des parties molles. Il s'ensuivit une guérison radicale.

Ce qui précède est, d'après nous, ce que nous avons vu de plus intéressant, concernant le sujet qui nous occupe, dans les traités allemands que nous avons parcourus.

Nous avons ajouté dans ces procédés des renseignements cliniques qui nous ont paru très intéressants.

III

PROCÉDÉ DE M. OLLIER

M. Ollier[1] décrit ainsi son procédé :

« Je désigne mon procédé sous le nom d'*Ostéotomie* verticale et bilatérale des os du nez. L'opération consiste en une incision cutanée en forme de fer à cheval partant du point le plus reculé du contour supérieur de l'aile du nez, remontant en haut vers le point le plus élevé de la racine et descendant par une voie analogue jusqu'au même point de l'aile du nez du côté opposé (fig. A). On prend ensuite une scie fine (scie de Butcher, scie de Mathieu), on coupe de haut en bas les os du nez dans la direction de l'incision extérieure ; on abaisse alors le nez en rendant, si c'est nécessaire, l'abaissement plus facile par quelques coups de ciseau portant sur la partie cartilagineuse de la cloison et sur l'aile du nez.

« Cette opération préliminaire est faite avec une grande rapidité, elle fournit très peu de sang. Elle ne compromet nullement la vitalité du nez, puisque ses principales artères sont conservées dans les piliers inférieurs, et elle permet d'aborder le polype par le point le plus élevé des fosses nasales. Avec la vue et le toucher, on détermine exactement les limites de son implantation, et lorsqu'on

[1] *Bulletin de la Société de chirurgie de Paris*, 6 juin 1866.

procède à l'arrachement et à la rugination de l'apophyse basilaire, on agit en sachant ce qu'on fait. Pour se donner plus d'espace, il faut mobiliser la cloison, la déjeter latéralement avec le doigt seulement si elle est usée et amincie par le polype, ou bien au moyen d'une ncision antéro-postérieure si elle résiste.

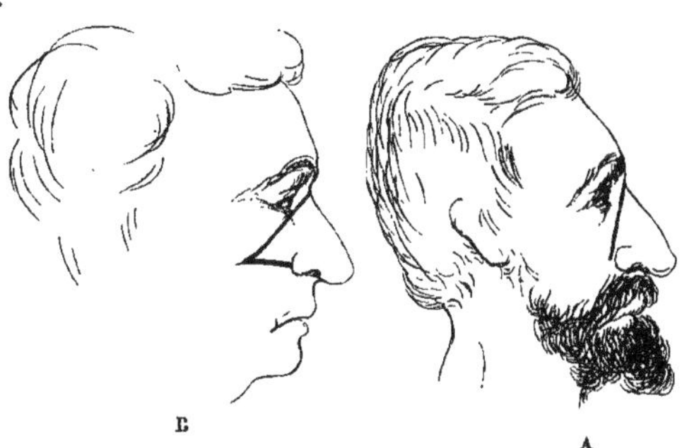

La figure A représente la direction de l'incision et du trait de scie pour l'abaissement de l'auvent nasal.

La figure B représente une modification dans le but de pénétrer dans les fosses nasales par une ouverture plus large. En diminuant l'éloignement de l'apophyse basilaire, cette modification peut, dans certains cas, faciliter l'arrachement du polype

L'opération consiste dans une résection temporaire des os du nez et d'une partie du maxillaire. Les os sont sciés dans la direction des incisions cutanées, on délimite ainsi un V ostéo-cutané, dont la pointe est en arrière au niveau de la racine de la première molaire. On fait le trait de scie supérieur plus oblique en bas et en arrière que dans la première opération. Quant au trait de scie horizontal, on le pratique de la manière suivante : une lame étroite de scie d'horloger, ou bien une scie pointue, est introduite à l'extrémité antérieure de l'incision, derrière le lobule du nez, à travers une perforation des cartilages latéraux et de la cloison. La scie ainsi placée, on sectionne dans le sens de l'incision cutanée, et on va à la rencontre du premier trait de scie. Il faut tenir ce trait horizontal à une hauteur suffisante pour ne pas rencontrer la racine des dents. Ce procédé permet de pénétrer directement dans le sinus, et, en cas de besoin, d'agrandir facilement l'ouverture nasale antérieure en sacrifiant la paroi externe d'un des sinus.

« Tous les nez ne sont pas également favorables, mais par la mobilisation de la cloison, on a assez de jour pour opérer avec précision et avec sûreté.

« A l'appui de cette nouvelle opération, je présente à la Société les fragments d'un polype dont le poids total s'élève à 250 grammes. Ce poids est bien supérieur à celui de tous les autres polypes extirpés par les divers procédés. Une fois le polype extrait, on relève le nez, on le réunit par des points de suture métalliques capillaires très rapprochés.

« La soudure se fait très promptement. Un de mes malades a pu se moucher au bout de quatre jours. J'ai pratiqué huit fois cette opération : six fois pour des polypes fibreux naso-pharyngiens, deux fois pour des polypes glandulaires développés dans la partie supérieure des fosses nasales. Dans un des six premiers cas, j'ai perdu un malade d'accidents cérébraux. Le polype pénétrait par un prolongement dans la substance cérébrale ; à l'autopsie seulement, cette complication fut reconnue. Sur le vivant, rien n'avait pu le faire prévoir.

« Le cas dont vous avez les pièces sous les yeux m'avait fait longtemps hésiter à cause de la gravité des désordres et les déformations de la face. Il avait un double exorbitis et une cécité complète à droite, presque complète à gauche, due à la compression des nerfs optiques. Je passai outre, et malgré la multiplicité des prolongements que j'eus beaucoup de peine à extraire, il se rétablit sans présenter aucun symptôme inquiétant du côté du cerveau. Il y a treize mois aujourd'hui que j'ai fait l'opération, et à la date des dernières nouvelles (il y a trois mois), rien n'indiquait la récidive. La vision ne s'est pas rétablie, le nerf optique atrophié n'a pu se régénérer ; ce qui ne doit pas vous surprendre, car les nerfs de sensibilité spéciale ne se régénèrent pas.

« En résumé, l'ostéotomie verticale et bilatérale des os du nez constitue une opération préliminaire qui réunit les conditions les plus avantageuses : rapidité, simplicité, efficacité et innocuité par elle-même, tels sont les avantages qu'elle me paraît présenter.

« Elle ne compromet aucune fonction, comme les opérations qui se rattachent à la voie buccale ; elle ne laisse qu'une cicatrice linéaire qui devient de moins en moins apparente. »

A l'occasion d'une communication faite à la Société de chirurgie, le 16 juillet 1873, par M. Chassaignac, relative à l'application de l'écraseur linéaire pour l'extirpation des polypes naso-pharyngiens, M. Ollier, après avoir décrit son procédé, parle en ces termes : « Un des grands avantages de la voie nasale, c'est de permettre de saisir le polype de la manière la plus avantageuse pour que les tractions soient efficaces. On l'aborde par la partie la plus élevée des fosses nasales, ce qui permet de se rendre compte par la vue et le toucher de l'état de ces cavités ; on le saisit avec les fortes pinces dont j'ai parlé plus haut, et l'on tire directement contre soi par une voie largement ouverte. La solidité de l'implantation du polype est telle, dans certains cas, qu'on ne saurait se mettre dans une position trop favorable pour rendre les tractions efficaces. Les tractions directes ne suffisant pas toujours, il faut tendre le pédicule pour le détacher, et cette traction est une garantie de plus contre l'hémorragie.

« L'hémorragie est ici la complication opératoire la

plus redoutable, quand on opère, surtout sur des sujets affaiblis par des hémorragies antérieures. On a signalé quelques opérations inachevées ou arrêtées par la mort du sujet. Je n'ai pas eu à déplorer de pareil malheur, bien que j'aie opéré dix-sept fois par l'arrachement des fibromes naso-pharyngiens, quelques-uns d'un volume énorme et chez des sujets dans de très mauvaises conditions. J'ai eu cependant des hémorragies très abondantes et j'ai dû pratiquer des opérations très laborieuses.

« L'arrachement d'une partie ou de la totalité du fibrome est généralement suivi d'un flot de sang très abondant et même de syncope. Il faut alors se presser d'arrêter l'hémorragie en bourrant les fosses nasales de petites éponges imbibées d'eau de Pagliari. On attend quelques minutes, on retire les éponges et on recommence l'arrachement des parties restantes. Le tamponnement préalable des arrière-narines, préconisé par M. Verneuil, serait applicable dans le cas où le fibrome n'occupe pas toute la cavité naso-pharyngienne. Je ne l'ai jamais appliqué dès le début de l'opération, mais j'ai plusieurs fois continué la recherche et l'extraction des racines et des prolongements pendant que les éponges étaient appliquées contre les parties qui donnaient du sang.

« Mes dix-sept opérations d'arrachement des fibromes naso-pharyngiens (je ne compte pas les sarcomes et les diverses autres tumeurs des fosses nasales que j'ai opérées au moyen de l'ostéotomie verticale et bilatérale) se répartissent de la manière suivante :

« Elles se rapportent à douze sujets seulement, car cinq de ces opérations ont été pratiquées pour des récidives. Sur ces douze sujets, dix ont été traités par l'abaissement du nez et deux par l'ablation du maxillaire supérieur. Cette dernière opération a l'avantage, etc. »

Il continue plus loin : « Or, je crois que l'abaissement du nez réalise ce desideratum. Sans danger par elle-même, sans autre inconvénient qu'une incision linéaire, cette opération permet de détruire, par l'arrachement, la plupart des polypes naso-pharyngiens aussi bien que l'ablation du maxillaire, etc. »

Maintenant il s'occupe des prolongements des fibromes et il s'exprime de cette manière : « En cas de récidive, je suis prêt à abaisser le nez une seconde fois. Cette seconde opération est aussi simple que la première; en suivant l'incision première, on n'augmente pas la cicatrice, et cette ouverture du nez est vraiment si simple, qu'on ne devrait pas hésiter à la répéter plus souvent. Sur un de mes opérés, je l'ai répétée trois fois dans l'espace de quatre ans; et après la troisième opération, la réunion du nez s'est faite tout aussi rapidement et sans plus de difformité cicatricielle que la première fois. Sur mes huit opérés qui ont guéri, trois ont eu des récidives et ont subi : deux, une deuxième opération; le troisième, dont je viens de parler, deux opérations consécutives. Je ne parle pas, bien entendu, des cas dans lesquels j'ai abaissé le nez pour des sarcomes, des cysto-sarcomes des fosses nasales; j'aurais aussi à citer un grand nombre d'observations, mais elles ne doivent pas être comparées par leur nature aux vrais fibromes; je les signale seulement ici parce que, dans quelques-uns, j'ai ouvert le nez à plusieurs reprises pour débarrasser les fosses nasales des tumeurs récidivées, qui, par leur présence, occasionnaient de grandes souffrances aux malades. Bien que temporaire, le succès de ces opérations a été très satisfaisant dans la plupart des cas. Les malades cessaient de souffrir et se croyaient guéris pendant un certain temps. »

Nous venons de décrire le procédé ordinaire ; mais quand il s'agit des tumeurs très volumineuses et que l'opération ci-dessus n'est pas suffisante, M. Ollier propose deux nouveaux procédés que nous allons décrire :

Le premier [1] consiste dans « une résection temporaire des os du nez et d'une partie du maxillaire. Les os sont sciés dans la direction des incisions cutanées; on délimite ainsi un V ostéo-cutané, dont la pointe est en arrière au niveau de la racine de la première opération. Quant au trait de scie horizontal, on le pratique de la manière suivante : Une lame étroite de scie d'horloger, ou bien une scie pointue, est introduite à l'extrémité antérieure de l'incision, derrière le lobule du nez, à travers une perforation des cartilages latéraux et de la cloison. La scie ainsi placée, on sectionne dans le sens de l'incision cutanée, et l'on va à la rencontre du premier trait de scie. Il faut tenir ce trait horizontal à une hauteur suffisante pour ne pas rencontrer la racine des dents. Ce procédé permet de pénétrer directement dans les sinus, et, en cas de besoin, d'agrandir facilement l'ouverture nasale antérieure en sacrifiant la paroi externe d'un des sinus. » (Fig. B, p. 29.)

Le second procédé qu'il a aussi imaginé dans le cas où le dernier que nous venons de décrire ne donne pas assez d'ouverture pour l'extirpation d'une grande

[1] *Traité expérimental et clinique de la régénération des os*, par L. Ollier, 1867, t. II, p. 483.

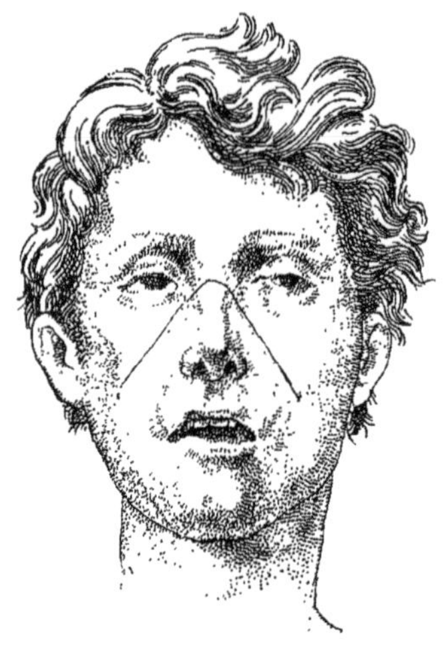

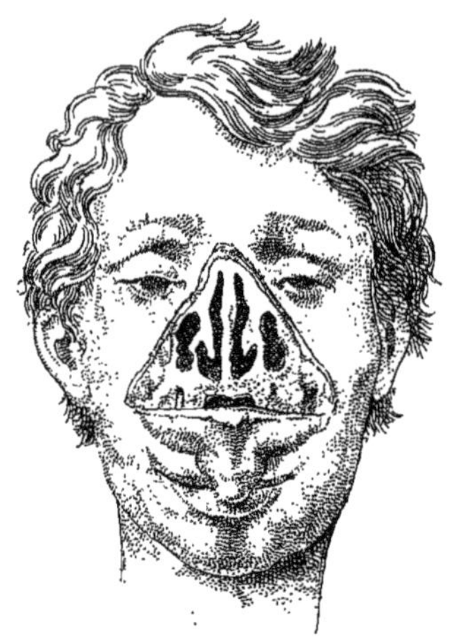

OSTÉOTOMIE VERTICALE ET BILATÉRALE

Procédé naso-maxillaire permettant d'ouvrir simultanément les fosses nasales et les sinus par un simple trait de scie

tumeur et qu'il n'a pas encore pratiqué sur le vivant, peut se diviser en trois temps:

Premier temps. — Après extraction de la première grosse molaire et de la seconde petite molaire de chaque côté du maxillaire supérieur, on fait une incision à partir de 1 centimètre au-dessus de la lèvre supérieure du côté droit et de 3 centimètres en dehors de l'aile du nez du même côté, remontant directement vers le point le plus élevé de la dépression naso-frontale; puis, redescendant à gauche par le même chemin pour finir dans les mêmes points du côté opposé. Cette incision, que l'on commence au niveau de la dépression naso-frontale, en ayant soin de se diriger en bas dans la direction indiquée, passe au-dessous du nerf sous-orbitaire en s'écartant du conduit de Stenon qu'elle ne doit évidemment pas intéresser. On prend alors une scie à lame étroite, et en protégeant les bords de la plaie, on sectionne rapidement la charpente du nez et la voûte palatine dans la direction de la plaie extérieure. De cette manière, le nez reste seulement uni à la face par les chairs de la lèvre supérieure et il tombe sur la bouche en laissant une grande surface qui permet de bien examiner la tumeur, fût-elle dans le sinus maxillaire, puisque la paroi antérieure du sinus est comprise dans le trait de la scie.

On fait au besoin la ligature des deux branches de la frontale interne à la racine du nez.

Le second et le troisième temps de l'opération sont les mêmes que ceux de son procédé ordinaire; seulement, après l'extirpation du polype, il relève et suture le nez dans sa position normale. (V. la figure ci-contre.)

En décrivant ce procédé, nous voyons les avantages

incontestables qu'il présente, car tout en ouvrant une large voie, il diminue de beaucoup la distance des fosses nasales à l'apophyse basilaire, lieu d'élection, dans le plus grand nombre des cas, de l'implantation des polypes naso-pharyngiens.

Ces procédés sont applicables non seulement pour l'extirpation des polypes naso-pharyngiens, mais aussi pour l'ablation de *toutes* les tumeurs siégeant sur l'apophyse basilaire, et, en général, sur la voûte du pharynx. C'est alors, on le comprend, un traitement qui, pour être purement palliatif, n'en procurera pas moins au malade un soulagement très notable : l'intervention chirurgicale est donc parfaitement justifiée.

IV

OBSERVATIONS

Nous allons rapporter quelques observations très intéressantes que nous avons choisies dans la riche collection de M. Ollier :

Observation I[1]. — « Jean S..., âgé de dix-huit ans, tonnelier, né à Autun (Saône-et-Loire), entre, le 28 juin 1865, dans la *Salle des opérés*, service de M. Ollier.

Ce jeune homme, d'une bonne constitution, s'aperçut, il y a trois ans, d'un certain embarras pour respirer par le nez; sa voix devint nasillarde, des épistaxis se répétèrent à intervalles assez

[1] Thèse de M. Muzeau, Montpellier, 1866.

rapprochés ; enfin apparut une tumeur remplissant la fosse nasale gauche et refoulant en avant le voile du palais.

Voici ce que nous observons à son entrée : L'intelligence est intacte, le visage pâle, les forces un peu affaiblies, bien qu'il n'y ait pas de fourmillements dans les membres, ni de faiblesse particulièrement d'un côté. La bouche reste ouverte, l'air fortement aspiré passe avec peine par la fosse nasale droite, mais ne peut s'échapper par celle du côté gauche. Cette dernière est obstruée par une tumeur solide que le doigt et le stylet sentent très bien à une petite distance de la narine ; le voile du palais est repoussé en avant et en bas, du côté de la base de la langue, dont la pointe vient appuyer sur la lèvre inférieure pendant le sommeil ; alors la respiration s'accompagne d'un ronflement bruyant.

Le doigt, porté dans l'arrière-gorge, ne peut explorer la partie supérieure du pharynx ; il rencontre aussitôt une tumeur volumineuse, dure, fibreuse, qui se prolonge par un gros pédicule jusqu'au sommet de la voûte : elle est libre de toute adhérence avec les parties voisines ; en soulevant le voile du palais, on peut voir la surface lisse, de couleur rouge pâle ; sa largeur est au moins de 3 centimètres.

Le visage est régulier, sans déformation ; rien du côté de la vue ni de l'ouïe ; pas de tintements d'oreille, ni d'éblouissements, ni de céphalalgie.

Le malade passe une grande partie du jour couché sur son lit dans une somnolence habituelle.

Opération le 3 juillet. — Éthérisation, incision de forme angulaire, passant par la racine du nez, ligature des artères ophtalmiques ; section des os avec la scie ; le nez abattu, la cloison mobilisée et déjetée à droite, on aperçoit le polype implanté très haut envoyant de larges ramifications des deux côtés. Avec de fortes pinces érignes, le chirurgien arrache tantôt de gros morceaux, tantôt de petits fragments implantés, les uns sur l'apophyse basilaire, dans les sinus éthmoïdaux et sphénoïdaux ; les autres sur l'aile interne de l'apophyse ptérygoïde ; leur poids est évalué à 60 grammes.

Le sang coule en assez grande abondance, on couvre le malade afin de prévenir une syncope imminente ; l'hémorragie arrêtée avec des éponges, le chirurgien explore l'excavation et reconnaît des prolongements du côté de la fosse ptérygo-maxillaire, des sinus sphénoïdaux et de la lame criblée. Après quelques essais laborieux d'extraction, il juge prudent de s'arrêter devant les douleurs vives accusées par le malade, craignant aussi d'épuiser les forces et de se livrer à des manœuvres qui auraient un grand retentissement sur le cerveau.

On couvre la cavité artificielle d'éponges ; l'opéré est transporté sur son lit, réchauffé, ranimé. La suture est faite deux heures plus tard.

Pendant la soirée, transpiration abondante, soif intense, pouls à 130 ; douleurs très modérées. Limonade gazeuze, un bouillon ; potion avec 5 centigrammes ext. gommeux d'opium.

4 juillet. — Pouls à 140, soif très vive, sueur copieuse, pas d'hémorragies, délire la nuit. Limonade, deux bouillons ; potion opiacée.

5 juillet. — Pouls à 110, soif plus modérée. Pas de délire la nuit.

6 juillet. — Le pouls remonte à 130 ; peau très chaude, agitation, soif. — Lavement purgatif.

Le soir, le malade a la force de se lever pour se mettre sur la chaise. Dans la nuit, l'agitation cesse et est remplacée par le coma ; la mort arrive à une heure du matin. (*Montpellier-Méd.*, janvier 1865.)

Voici ce qu'il m'a été permis de constater sur les pièces pathologiques que M. Ollier a bien voulu mettre à ma disposition.

A l'ouverture du crâne, on trouve la surface convexe des hémisphères cérébraux entièrement saine. La dure mère et la tente du cervelet détachées, on ne peut extraire la masse cérébrale retenue au niveau du lobe sphénoïdal gauche. Une section pratiquée avec des ciseaux permet de reconnaître les particularités suivantes : la grande aile du sphénoïde est détruite transversalement, à partir du corps de l'os, dans une étendue de 3 centimètres ; d'avant en arrière, la perte de substance s'étend de l'apophyse d'Ingrassias au trou oval. A travers cette ouverture accidentelle, le polype est venu adhérer à la dure mère, avec laquelle il se confond intimement, sans proéminer cependant dans la cavité crânienne. En ce point, se voit un petit kyste formé probablement par l'adossement des deux feuillets arachnoïdiens; son enveloppe, mince, transparente, présente une paroi interne lisse et renferme dans sa cavité un liquide très fluide de couleur citrine. Ce kyste, de la grosseur d'une amande, s'avance dans la substance cérébrale excavée, ramollie localement et baigne dans du pus. Pas d'hypérémie notable dans le voisinage.

Du côté de la face, on aperçoit la cicatrisation de la plaie extérieure presque achevée. La cloison, incisée à sa base, est luxée à droite; les cornets du côté gauche ont disparu. Les narines et le pharynx sont libres. Les sinus sphénoïdaux sont distendus par un prolongement que l'on retrouve encore dans leur cavité; leur paroi antérieure est largement perforée; leur paroi supérieure est également détruite dans la partie qui correspond à la selle turcique. Il n'y a néanmoins aucune communication entre la tumeur et les méninges. Le trou sphéno-palatin a été élargi, l'apophyse ptérygoïde réduite à une mince lamelle; c'est par cette voie nouvelle que le polype s'est fait jour dans la fosse ptérygo-maxillaire, puis dans l'intérieur du crâne. L'insertion paraît se faire sur l'apophyse basilaire, où l'on rencontre, en avant des muscles prévertébraux, quelques filaments très adhérents et une surface osseuse dénudée. Partout ailleurs les restes de la tumeur sont assez facilement séparés des parties voisines.

Les différentes masses enlevées présentent à l'œil nu des caractères identiques; leur ensemble constitue des globes plus ou moins arrondis, durs, d'un blanc mat ou rosé; sur quelques-unes, on retrouve des traînées membraniformes assez adhérentes. A la coupe, leur tissu crie sous le scalpel; l'expression et le raclage ne laissent sourdre aucun liquide. A l'examen micrographique, on reconnaît dans la structure de la tumeur : 1° une trame très dense, essentiellement composée de fibres de tissu conjonctif intriquées en tous sens; 2° après l'addition d'un peu d'acide acétique, quelques corpuscules de tissu conjonctif, ici seuls et comme perdus au milieu de la substance précédente, là anastomosés et formant un réseau à larges mailles. C'est à la périphérie surtout, immédiatement au-dessous des traînées membraniformes mentionnées plus haut que l'on retrouve cette dernière disposition. La substance intercellulaire y est aussi moins condensée et les réactifs ont moins de prise sur elle.

Obs. II [1]. — Jean D..., quarante-cinq ans, né à Yonne (Savoie), bonne constitution, menuisier, entre à l'Hôtel-Dieu le 13 juin 1864.

Le malade raconte qu'il y a trois ans, il a fait une chute de 3 mètres de hauteur et qu'il s'est cassé la clavicule. Il fait remonter à dix-huit mois l'affection pour laquelle il demande une opération. Il raconte qu'à cette époque, il éprouva un refroidissement qui fut suivi de maux de tête s'irradiant dans l'orbite gauche. Il commença alors à éprouver dans les fosses nasales, surtout à gauche, la sensation d'un corps étranger qui gênait la respiration d'une manière notable. Après avoir consulté les médecins de Belley, pays qu'il habite, il se décida à venir à Lyon, où il entra dans le service de M. Ollier. A son entrée, nous constatons l'état suivant : au premier abord, on est frappé de l'exorbitis du côté gauche; lorsqu'on examine les fosses nasales, on voit que l'air ne passe pas du tout à gauche; le doigt introduit dans la bouche, ne sent aucune implantation à la face inférieure de l'apophyse basilaire; mais l'orifice postérieur des fosses nasales est complètement obturé à gauche; l'os unguis a été perforé; la tumeur fait saillie de ce côté et repousse l'os planum. Une pince introduite dans les fosses nasales en retire des parcelles de polype que l'on reconnaît pour être glandulaires; s'il souffle par le nez, les narines sont bouchées; douleurs violentes dans toute la tête et surtout dans l'orbite gauche et dans la région sourcilière gauche.

[1] Thèse de M. Muzeau, Montpellier, 1866.

21 juin. — *Opération.* — On endort le malade sur une chaise spéciale que l'on renverse, afin de le mettre dans une situation horizontale, puis on la relève, on enlève l'éther et on commence l'opération : 1° section des parties molles avec le bistouri ; 2° section des os avec la scie de Butcher ; le nez abattu, on reconnaît que le polype est très vasculaire, très friable, implanté sur le cornet supérieur et la lame criblée dans toute son étendue ; que les prolongements pénètrent jusque dans les sinus frontaux et les sinus sphénoïdaux. Le chirurgien enlève minutieusement ce polype énorme, d'abord par gros morceaux, puis par fragments, ruginant certains points, raclant d'autres avec précaution, sur toute la longueur de la lame criblée et jusque dans les sinus frontaux, où il peut pénétrer avec la sonde rugine. Il nettoie ainsi, aussi complètement que possible, les anfractuosités des fosses nasales. On relève ensuite le nez, on le recoud avec des fils métalliques, en ayant soin, pour ce malade, de comprendre le périoste dans l'anse du fil. — Pansement simple.

23 juin. — Les douleurs de tête ont disparu, on enlève le pansement ; pas d'hémorragie, réunion immédiate, gonflement très marqué le long de la suture, gonflement des paupières, état général bon, pouls à 80. Céphalalgie : bain de pieds sinapisé ; constipation.

25 juin. — Il respire très bien par l'une et l'autre narine ; son exophtalmie diminue, le malade y voit plus nettement de l'œil gauche ; pas de selle depuis l'opération, lavement laxatif.

26 juin. — Le malade descend à la cour ; érysipèle à droite ayant envahi le nez jusqu'à l'oreille. Eau de Sedlitz, pansement au sulfate de fer.

29 juin. — Résolution de l'érysipèle.

4 juillet. — Abcès à gauche sur le milieu de l'incision. Cet abcès sous-cutané est ouvert ; il est cicatrisé au bout de huit jours. Le malade sort extrêmement satisfait, le 23 juillet 1864. Ce malade a été présenté à la Société de médecine. Revu par un médecin de Belley, le malade avait eu un nouvel abcès ; le gonflement de la cicatrice tendait à diminuer. (*Gaz. méd. de Lyon*, p. 386, 1864.)

Au mois de septembre, l'examen laryngoscopique ne révèle rien d'anormal dans le pharynx et les arrière-narines.

Trois mois plus tard, la vue commençant à s'affaiblir, le malade rentre à l'Hôtel-Dieu.

La cicatrice assez apparente, présente à la partie supérieure une saillie verruqueuse. Les os propres sont parfaitement consolidés. On ne peut les faire mouvoir latéralement. L'air passe par les deux narines. La cavité pharyngienne est libre. Il n'y a d'autres symptômes cérébraux que le trouble de la vue.

Au mois de janvier, une tumeur apparaît dans la narine gauche. L'intelligence est lente, la cécité complète ; l'intégrité des autres organes des sens persiste. État stationnaire jusqu'au mois de mars. A cette époque, le malade se met à délirer, tombe dans le coma et meurt.

Autopsie. — Des mucosités adhérentes, poisseuses, tapissent les masses morbides et les diverses anfractuosités de la face. La fosse nasale gauche est obstruée par un lobe assez résistant ; un prolongement de même nature se voit dans le sinus maxillaire. Les cornets du côté gauche et les cellules éthmoïdales ont été détruits ; simplement déjetée en avant, la cloison est perforée en arrière. On ne trouve nulle part de solide adhérence, excepté au niveau de la partie postérieure du cornet moyen et de la lame criblée où se faisait l'implantation.

Cette lame osseuse présente, en son milieu, une ouverture de 3 à 4 centimètres carrés, par où s'engage la tumeur pour gagner la production du crâne ; là, elle se renfle considérablement et atteint le volume du poing. La couleur de cette tumeur est rosée, sa consistance est gélatineuse. Si on l'incise, elle paraît composée d'une multitude de petites loges remplies d'une matière transparente, grisâtre, analogue à la colle d'amidon. Ces loges font hernie sous forme d'éminences arrondies, séparées les unes des autres par un tissu jaune pâle, très friable. Examiné au microscope, celui-ci présente : 1° des corpuscules de tissu conjonctif, les uns anastomosés, les autres libres, mais disposés en séries ; 2° quelques fibres de tissu conjonctif, séparant ces divers corpuscules et disparaissant sous l'influence de l'acide acétique ; 3° une substance gélatineuse très obscure, qui prédomine dans les parties superficielles et paraît composée d'éléments divers ; ce sont : A des cellules volumineuses à contour variable, toutes plus ou moins oblongues, au moins dans un sens, contenant de deux à cinq noyaux très considérables, très sombres, renfermant eux-mêmes de un à deux nucléoles très brillants ; B des noyaux libres exactement semblables à ceux contenus dans les cellules, atteignant parfois des dimensions énormes ; C des granulations moléculaires en grande abondance. Quant à la substance gélatiniforme, elle est composée des mêmes éléments arrivés à une période plus avancée de décomposition. On rencontre aussi, de loin en loin, des cristaux rougeâtres, mal caractérisés, qui paraissent venir du sang des capillaires voisins. Il a été impossible de retrouver les culs-de-sac glandulaires mentionnés dans la première partie de l'observation.

Ces deux observations ont été communiquées à M. Muzeau à cette époque par son collègue, M. L. Tripier.

Obs. III. — Salle Saint-Paul, n° 36, Benoîte B..., âgée de soixante ans, née à Frontonas (Isère).

Il y a six ans que cette malade constata la présence d'un petit corps dur situé à l'intérieur du nez sur la face supérieure et antérieure de la fosse nasale droite. Elle présentait des difficultés pour respirer et une altération de la voix à mesure que le corps étranger se développait ; on fit le diagnostic du polype du nez et on procéda à son arrachement par la voie naturelle.

Peu après l'opération, écoulement d'un liquide fétide et jaunâtre par les voies nasales ; le passage de l'air devient de plus en plus difficile, et la malade doit enfin tenir constamment la bouche ouverte pour pouvoir respirer. Elle raconte qu'il y a dix mois, elle sentit se développer, près du grand angle de chaque œil, un petit bouton qui faisait saillie au-dessous de la peau, bouton qu'elle gratta, qui saigna abondamment, et qui, la cicatrisation opérée, se mit à grossir jusqu'à atteindre le volume d'une petite noix ; de chaque côté, le sommet de ces tumeurs est percé d'un pertuis qui laisse sourdre un produit jaunâtre et gélatiniforme. Celui de droite survenu quatre mois avant celui de gauche est plus petit que le second et donne la sensation d'une poche remplie de liquide. L'autre, dont la surface est très vascularisée, donne la sensation d'un corps dur. Les globes oculaires sont chassés en dehors par le développement de ces deux tumeurs, surtout à gauche ; cependant il n'existe pas de signe de compression de l'œil. La vision est conservée.

Le doitg, introduit dans le pharynx, perçoit une tumeur considérable sans connexion avec le voile du palais, mais paraissant venir du plancher des fosses nasales. A droite, cette tumeur est arrondie, lisse, d'une certaine densité, et peut être touchée sans qu'une hémorragie s'ensuive. La moitié gauche est molle et saigne au moindre attouchement.

Ce sont là les caractères d'un sarcome naso-pharyngien, né sous la voûte nasale et ayant envoyé des prolongements en arrière dans le pharynx, en avant à travers les voies lacrymales, jusque dans les sacs lacrymaux.

La voix est altérée depuis cinq ans ; la malade ne se mouche plus depuis un an ; il s'écoule depuis lors par le nez un liquide séreux rougeâtre ; l'haleine est très fétide.

Considérant que cette maladie, livrée à elle-même, est inévitablement mortelle ; que, d'un autre côté, il n'y a pas d'accidents du côté du cerveau, on se décide, malgré l'âge et la faiblesse de la malade, à extraire cette masse pathologique.

Le 4 novembre 1865, M. Ollier pratiqua son procédé ; il fit l'incision de la peau ; après quoi, on remarque qu'à gauche, les os sont érodés et qu'ils n'existent qu'à droite. De ce côté, un coup de cisaille dégage le nez qu'on abat sur ses ailes comme charnières ; la tumeur apparaît aussitôt, et on se met à l'extraire avec les doigts. Le tissu morbide est très friable, et les premières tentatives n'ont d'autre résultat que de le déchirer ; mais, au moyen de pinces à larges mors et en poussant avec un doigt introduit dans le pharynx la masse du polype entre les mors de l'instrument, on parvient à en extraire la plus grande partie

Enfin, soit en raclant, soit en arrachant, on dégage toutes les fosses nasales et on constate la destruction presque complète de la cloison, l'ouverture des sinus sphénoïdaux et l'érosion des parois orbitaires internes; l'hémorragie n'a rien de redoutable et on peut suturer le nez avec l'espoir de ne voir survenir aucun accident de ce côté-là.

5 novembre. — A très peu saigné, pouls modéré, douleurs modérées, la malade respire plus facilement et se sent plus à son aise.

6 novembre. — La malade a vomi après avoir pris du bouillon. Pas de suppuration. On enlève quelques épingles de la suture.

7 novembre. — Pouls ralenti. Réunion immédiate. Pas de sécrétion. On enlève encore quelques épingles.

9 novembre. — La réunion est très complète. On enlève les dernières épingles et le nez est maintenu par la seule force de la réunion des tissus. En pressant près du grand angle de l'œil droit, on découvre une fistule lacrymale par laquelle coule un liquide légèrement purulent.

10 novembre. — On supprime tout pansement devenu inutile par suite de la réunion immédiate. C'est à peine si on peut distinguer la trace des incisions.

La malade qui était dure d'oreille avant l'opération entend plus facilement. Elle n'éprouve aucune douleur, n'a pas de fièvre et commence à avoir de l'appétit.

12 novembre. — Les deux mamelons qui étaient près du grand angle de chaque œil ont sensiblement diminué; l'œil gauche a un peu repris la position normale. Pas de douleurs. État général excellent. Appétit. Pas de mauvais goût à la bouche. La dureté d'oreille disparaît.

17 novembre. — La malade sort. Son état est profondément modifié. L'écoulement nasal et buccal très modéré; cependant les narines sont un peu encombrées de mucosités; la respiration facile et la voix très améliorée.

Les formes extérieures se sont améliorées, sans cependant être devenues irréprochables.

Les deux tumeurs latérales ont diminué, mais sans disparaître;

d'où il résulte que les yeux, libres de ce côté, ont repris leur place. Le nez est affaissé, faute de cloison, mais la réunion est si exacte, que la cicatrice est la partie la moins difforme de tout l'ensemble.

La malade a repris de l'appétit et des forces, et elle sort en parfaite santé.

Obs. IV. — Polype naso-pharyngien énorme pesant plus de 205 grammes, enlevé après l'ostéotomie verticale et bilatérale des os du nez [1].

Auguste R..., cultivateur, né à Bauttens (Suisse), âgé de dix-neuf ans, est d'un tempérament lymphatique, d'une bonne constitution et n'a jamais eu de maladie sérieuse.

En 1862, ce jeune homme s'aperçoit d'une difficulté à respirer par la narine gauche ; cette gêne s'accroît d'une manière lente et progressive. Au bout de deux ans, l'air expiré ne passe que difficilement par les fosses nasales ; quelques mois après, la charpente du nez et l'œil gauche commencent à être projetés en avant ; la vue s'affaiblit. C'est ainsi que le malade se présente dans un hôpital de son pays. On reconnaît l'existence d'un polype naso-pharyngien tellement volumineux, qu'on juge prudent de s'abstenir de toute opération. Arrivé à Lyon, le 28 avril 1865, il est reçu à l'Hôtel-Dieu, dans la *Salle des opérés*, n° 17, dans notre service.

Nous constatons l'état suivant : La physionomie étrange occasionnée par la déformation du visage frappe tout d'abord. Les yeux sont très saillants, surtout le gauche ; le côté du nez porté en avant et en dehors fait paraître cet organe large et aplati. La bouche est continuellement ouverte, la voix nasonnée. En soulevant légèrement la narine gauche, on aperçoit une petite tumeur arrondie, d'un rouge pâle, peu mobile ; le doigt ne peut la contourner, la pression la fait saigner : cet obstacle s'oppose à tout passage de l'air. A droite, on ne distingue que la face correspondante de la cloison fortement déjetée de ce côté ; l'air passe en

[1] *Traité expérimental et clinique de la régénération des os*, par L. Ollier, 1867, t. II, p. 486.

petite quantité. Les os propres du nez sont amincis, réduits en lamelles qu'on déprime facilement. L'exploration par l'arrière-gorge permet de reconnaître une masse volumineuse remplissant la partie supérieure des fosses nasales et s'étendant principalement à gauche ; il est impossible de préciser le point de départ. Le voile du palais est libre; la voûte palatine amincie, se laisse percer par une épingle. Les yeux, portés en avant, sont aussi projetés en dehors; la vue est nulle à gauche, où l'exorbitis est plus prononcé ; très affaiblie à droite, depuis quinze jours, elle permet à peine au malade de se conduire seul. Les pupilles sont dilatées, peu sensibles à la lumière.

Examen ophtalmoscopique. — Papilles d'un blanc mat, marchant vers l'atrophie; artères pâles, presque vides ; veines noires, gorgées de sang, volumineuses ; vaisseaux choroïdiens assez visibles. Tous ces symptômes sont plus accusés à gauche. Le malade se plaint de douleurs de tête violentes et continuelles, de faiblesse générale et de perte de l'appétit. Son intelligence est nette, quoique lente. La vue diminue sensiblement du côté droit ; au bout de huit jours, elle est complètement nulle, les cornées perdent leur sensibilité.

L'ophtalmoscope nous révèle les mêmes lésions qu'au premier examen ; nous trouvons, de plus, à droite, la papille diffuse, œdématiée dans ses deux tiers externes (image renversée), peu distincte du fond de l'œil ; le tiers interne est très blanc.

Nous voici donc en présence d'un polype très volumineux, à embranchements multiples, ayant occasionné des désordres graves, menaçant prochainement la vie. M. Ollier se décide à l'attaquer, après avoir pratiqué son opération préliminaire : l'ostéotomie verticale et bilatérale du nez.

Afin d'abréger, nous laissons de côté le détail de l'opération préliminaire.

A travers les deux larges ouvertures, converties bientôt en une seule par le refoulement de la cloison à droite, l'œil et le doigt explorent à leur aise le polype et ses masses énormes se prolongeant dans toutes les directions.

Des tractions énergiques, exercées au moyen de fortes pinces érignes, amènent trois ou quatre fragments de la tumeur formés par un tissu fibreux très résistant ; les uns viennent du sommet, les autres des profondeurs de l'excavation : les pinces se faussent plusieurs fois. On extrait, entre autres fragments, deux masses de la grosseur d'une grosse noix ; l'une d'elle emporte une portion du plancher de l'orbite, auquel elle adhère intimement.

A ce moment, l'hémorragie devient assez abondante, le pouls faiblit, la face et la muqueuse des lèvres pâlissent : le malade tombe en syncope. L'eau froide et la position horizontale le font bientôt revenir ; des éponges facilement enfoncées dans les fosses nasales mettent fin à l'écoulement du sang. Après un instant de repos, l'exploration directe nous montre la surface basilaire dénudée, et des restes de produit morbide du côté de la fosse ptérygo-maxillaire ; on les saisit avec de fortes érignes, et l'on arrive, après quelques efforts, à faire sortir un prolongement du volume d'une grosse noix, à surfasse lisse, mamelonnée. Ce prolongement ne faisait aucune saillie dans la cavité qui paraissait dans la direction du trou ptérygoïdien.

L'extirpation était réellement complète.

L'hémorragie reparaît, mais elle est aussitôt réprimée avec des éponges dont on bourre la cavité. Le nez est relevé à sa place, maintenu par une simple compresse d'eau froide.

M. Ollier, craignant l'apparition d'une hémorragie, ajourne la suture du nez. A quatre heures, le pouls est à 144, la peau chaude ; le malade souffre peu et répond aux questions. A peine un léger suintement de sang s'est-il échappé de la plaie. A six heures, les éponges sont remplacées par le rhinobyon, dont la canule sort par la narine ; le nez est rattaché à la face par des points de suture métallique entrecoupée, et simplement recouvert d'un plumasseau de charpie imbibée d'eau froide. — Tisane d'arnica froide ; bouillon froid, petits morceaux de glace à laisser fondre dans la bouche pour étancher la soif. A huit heures, le malade dort, son corps se couvre d'une légère transpiration. — Potion avec 5 centigrammes d'extrait gommeux d'opium.

La tumeur enlevée offre un type de cette classe de polypes appelés fibreux ; son poids est de 205 grammes.

La tumeur avait son point d'insertion principal sur l'apophyse basilaire de l'occipital et le corps du sphénoïde. Des adhérences secondaires et peu résistantes s'étaient formées au niveau de la cloison et du plancher de l'orbite.

9 mai. — Le malade déclare déjà souffrir bien moins qu'avant l'opération; la déglutition est parfaitement libre, les paupières sont tuméfiées. Le pouls est à 130, la peau chaude et moite, la soif assez vive. Il n'y a pas eu d'hémorragie. Tisane et potion comme la veille. Pansement de la plaie externe avec une solution d'acétate de fer, parce qu'on observe quelques cas d'érysipèles dans les salles.

11 mai. — Le pouls est tombé à 96. Sensation de battements à la région occipitale, déglutition facile, ecchymose sur le voile du palais, un peu gonflé à gauche. On enlève le rhinobyon, dont la baudruche a été réduite à quelques lambeaux par la suppuration. Trois bouillons, vin de Bordeaux, deux injections dans les fosses nasales avec une solution d'acide phénique pour enlever l'odeur fétide.

Les jours suivants, l'œdème des paupières diminue, quelques points de suture sont enlevés; des battements se font encore sentir à la région occipitale.

16 mai. — Plus de douleurs ni de battements. L'extrémité inférieure de la plaie cutanée est réunie, le reste suppure. Des injections avec l'eau de goudron facilitent la sortie des détritus.

24 mai. — Le malade se lève, la face n'est plus tuméfiée; des brides se sont formées, réunissant au front le sommet du nez : on maintient ces parties rapprochées à l'aide de bandelettes enduites de collodion.

3 juin. — La plaie cutanée est réduite à une longueur de 2 centimètres sur le côté droit du nez. La suppuration intérieure est tarie; on suspend les injections ; l'air expiré passe librement par les fosses nasales. L'exorbitis a beaucoup diminué, surtout à gauche, où l'œil est très saillant. Le malade prétend distinguer une légère clarté, tandis qu'avant l'opération il était plongé dans une obscurité complète. Les pupilles sont toujours dilatées et ne se contractent pas sous l'influence de la lumière.

2 juillet. — Le malade sort dans l'état suivant : Il a repris ses forces et de l'embonpoint; son intelligence est plus vive; la voix a conservé un ton nasillard, quoique l'air s'échappe facilement par les narines. La charpente du nez est solide, la cicatrice en forme de V est devenue de plus en plus linéaire; le petit orifice fistuleux est recouvert par une croûte ; le visage a repris de la régularité, les yeux sont rentrés dans leur orbite. La marche est celle d'un amaurotique. (*Montpellier-Médical*, janvier 1866.)

Cette observation très détaillée montre ce que l'on peut espérer du procédé de M. Ollier, même dans les cas les plus graves. Il est juste d'ajouter, pour être complet, que ce chirurgien, voulant découvrir plus largement le sinus maxillaire, coupa l'apophyse montante du maxillaire à sa base, après avoir incisé transversalement la joue sur une longueur de 2 1/2 centimètres.

Le malade qui fait l'objet de l'observation précédente étant rentré à l'Hôtel-Dieu, voici ce que l'on constate au 15 novembre 1865 :

La cicatrisation de la plaie extérieure est complète. Les os propres, amincis au moment de l'opération, se sont épaissis et très bien soudés. La cloison est reconstituée, aussi n'y a-t-il qu'un très léger affaissement du nez; les narines, libres, permettent une respiration facile. De leur orifice externe s'écoulent des amas de mucosités desséchées, ayant tous les caractères de celles qu'on voit habituellement. Les doigts ne peuvent atteindre tous les points de la cavité pharyngienne agrandie; nulle part, sur les parties accessibles, on ne trouve des traces de récidive.

Obs. V. — Salle Saint-Sacerdos, n° 10. Pierre Ch..., âgé de vingt-huit ans, né à Villefranche (Rhône), menuisier, entra dans le service le 18 janvier 1870.

« Dans le commencement de l'année 1867, le malade s'aperçut que la respiration nasale était un peu gênée. Il attribua cet accident à un rhume de cerveau, car il ne sentait nullement l'existence d'aucune tumeur, ni dans les fosses nasales, ni dans le pharynx. La respiration devint de plus en plus difficile, et enfin elle s'oblitéra complètement quelques mois après.

Lorsque le malade faisait un effort un peu violent, soit pour avaler, soit pour expectorer, il crachait un peu de sang, mais jamais il n'a eu de vraies hémorragies. Il consulta un médecin qui lui conseilla d'entrer à l'hôpital. Alors déjà, il commençait à sentir l'existence de sa tumeur, car elle venait s'appuyer sur la paroi antérieure du pharynx.

Il fut opéré au mois de juin 1868 par le procédé de l'ostéotomie verticale et bilatérale du nez. Le malade s'est très bien porté pendant deux mois. La respiration nasale était à peu près normale; car la narine droite, au dire du malade, fonctionnait moins bien que l'autre.

Au bout de ce temps, il sentit que la tumeur se reformait à cause de la gêne qu'elle apportait dans la respiration nasale. Dès lors, elle a subi une marche croissante, et le passage de l'air par le nez est complètement obstrué depuis sept mois environ. Dans cet intervalle, il n'a pas eu d'hémorragies, seulement quelques crachats sanguinolents arrivant surtout à la suite d'efforts.

Actuellement le polype s'aperçoit dans le fond de la bouche, il refoule le voile du palais en avant et forme une saillie très facile à voir en soulevant le voile. Il a la grosseur d'un œuf de poule.

Par la simple inspection, on dirait que cette tumeur est lisse, mais quand on introduit le doigt, on sent qu'elle est formée par plusieurs lobes qui sont insérés très profondément.

Le polype fait généralement saillie dans le nez, qui est déformé dans sa partie cartilagineuse. Le lobe droit du nez est repoussé en dehors par une portion assez volumineuse du polype qui s'avance jusqu'à quelques millimètres de l'orifice de la narine.

La cloison est repoussée du côté gauche et obstrue presque complètement la narine. On n'aperçoit pas le polype de ce côté.

Il n'y a pas de déformation des os propres du nez. Le profil est parfaitement conservé. On aperçoit seulement de chaque côté une ligne blanche, cicatricielle, se dirigeant de haut en bas et d'arrière en avant, qui est la marque de l'ancienne plaie. Il faut regarder de près pour voir cette ligne, car elle se confond assez bien avec les traces de la variole que le malade porte sur sa figure.

On peut toucher le polype sans le faire saigner. Il est dur, mais il n'a pas la dureté ligneuse que possèdent ordinairement ces fibromes. Rien du côté de la vision. Perte de l'odorat. Le goût est un peu diminué. Le sinus est libre.

Le malade est pâle, anémique. On entend un léger bruit de souffle dans les vaisseaux du cou. Jamais il n'a ressenti de douleurs de tête. P., 70.; T., 37 $\frac{2}{5}$.

10 février. — Le malade est opéré. On pratique l'ostéotomie verticale et bilatérale du nez. On abaisse le nez et on arrache quelques fragments du polype qui se présentent dans les fosses nasales du côté droit. On détache avec la pince la base du polype, et on l'arrache tout entier par la bouche, avec une portion osseuse qui le suivait, de l'endroit d'implantation. On rugine la base de l'apophyse basilaire, où le polype était implanté. On replace le nez dans sa position normale, et on fait plusieurs points de suture métallique. Application de taffetas gommé. Le nez est bleu par suite de l'empêchement qu'éprouve le retour du sang veineux. Il n'y a pas eu de fortes hémorragies pendant l'opération. Dans la soirée, le pouls est à 120. Le thermomètre marque 38°. Le malade n'a pas eu d'hémorragies dans la journée.

A partir de ce moment, les nuits ont été très calmes; le malade respire très bien par le nez; le pouls donne presque toujours 100 battements et le thermomètre oscille entre 37° et 37° $\frac{4}{10}$.

26 février. — La consolidation des parties osseuses et molles du nez est effectuée. On fait une application, dans la narine gauche, d'un cylindre de *laminaria digitata*, pour redresser le vomer qui avait été déjeté par le polype. Le malade peut se moucher et il sort, quelques jours après, avec ses fonctions nasales parfaitement rétablies.

Obs. VI. — Salle Saint-Sacerdos, n° 54. Eugène T..., âgé de seize ans, né à Varenne (Saône-et-Loire), cultivateur, entra dans la Clinique de M. Ollier, le 9 mars 1871.

Ce malade a toujours joui d'une bonne santé et n'a pas eu de maladie antérieure, ni constitutionnelle, ni accidentelle.

Depuis deux ans environ, il a des épistaxis par la narine droite de plus en plus fréquentes et abondantes ; elles durent en général plusieurs jours. Au mois de janvier 1870, il commença à éprouver du gonflement du côté de la joue droite et de la difficulté à respirer par la narine droite du même côté. Peu à peu, ces troubles augmentèrent, il s'y joignit une céphalalgie assez habituelle et une obstruction à peu près complète des fosses nasales.

Actuellement la joue droite forme une saillie assez considérable ; il y a un léger exophtalmos. La cloison nasale est fortement déviée à gauche par une tumeur occupant la fosse nasale droite.

Par le toucher, on sent une induration générale, non douloureuse de toute la joue droite ; en dehors des molaires supérieures, on trouve un prolongement de la tumeur, faisant saillie entre la gencive et la joue. En passant le doigt en arrière du voile du palais, on rencontre une tumeur dont le point d'implantation est situé trop haut pour être facilement appréciable.

L'état général est bon et les fonctions digestives sont normales. Il n'existe aucun trouble de la vue ; il y a un peu de surdité à droite. Le malade se plaint depuis quelque temps de douleurs peu intenses dans la nuque et dans la région latérale droite du cœur.

Le 13 mars, on procède à l'extirpation de cette tumeur. L'ostéotomie verticale et bilatérale du nez étant rapidement terminée, on enlève à plusieurs reprises des fragments du polype ; toutes les diverses manœuvres de l'opération, y compris l'anesthésie, ont duré une heure trois quarts. Le pansement se fit par le rapprochement des bords de la plaie avec six pointes de suture et du taffetas. L'hémorragie eut une intensité moyenne.

Le résultat de l'opération est l'extraction d'un polype du poids de 80 grammes environ, implanté sur le sphénoïde, l'ethmoïde et le maxillaire supérieur ; un prolongement assez volumineux pénétrait dans le sinus maxillaire.

Il reste un fragment du polype ; c'est le prolongement que l'on sent dans la fosse ptérygo-maxillaire (où il a pénétré par le trou ptérygo-palatin).

Compresses froides sur le front. Dans la soirée, un peu d'abattement et céphalalgie assez vive.

14 mars. — Le matin, état général satisfaisant, céphalalgie légère, pouls à 112. Dans la soirée, le pouls s'élève à 120. Gonflement léger de la face. On trouve une contracture légère dans les doigts de la main droite ; elle a aussi existé à gauche mais n'a duré que quelques instants. Il existe aussi un léger degré de paralysie dans les muscles du membre inférieur gauche. La langue est blanche.

15 mars. — Pouls, 112. La paralysie de la jambe gauche est à peine marquée ; les contractures ont disparu.

Le gonflement de la face a augmenté en s'étendant aux paupières dont l'œdème considérable amène l'occlusion permanente. La vision pourtant est intacte.

Glace sur le front. Dans la soirée, l'œdème a augmenté. Il y a des douleurs vagues dans les jambes. Le pouls est à 118.

16 mars. — L'œdème de la face a considérablement diminué. Le malade éprouve une céphalalgie légère et tousse assez fréquemment ; il se plaint aussi de douleurs un peu vives vaguement localisées dans les articulations des membres.

Aux extrémités inférieures de l'incision en V de la plaie extérieure, il s'est formé deux petits abcès ; celui de droite est un peu plus considérable contenant quelques gouttes de pus facilement évacuées par la pression. Pouls, 100.

17 mars. — Céphalalgie frontale assez vive. L'extrémité inférieure gauche de la plaie laisse couler du pus assez abondamment. Les phénomènes de contracture et de douleur dans les membres ont disparu.

18 mars. — Encore un peu de faiblesse dans la jambe gauche ; pas de céphalalgie ; surdité légère du côté droit, un peu d'appétit ; pouls, 106.

19 mars. — Il s'est formé à l'extrémité inférieure de la cicatrice de la plaie du nez un nouvel abcès, peu volumineux, se vidant sans incision par la même plaie. Pouls, 98.

20 mars. — On enlève les fils de la suture métallique. Un peu de rougeur et de gonflement de la cicatrice ; l'abcès donne quelques gouttes de pus. Pouls, 92.

21 mars. — La rougeur a disparu ; quelques douleurs névralgiques vagues dans le trijumeau du côté gauche.

22 mars. — Pas de fièvre. Bon appétit. Pas de douleurs et fort peu de tuméfaction.

24 mars. — Depuis deux jours, douleur persistante assez vive dans l'oreille gauche.

25 mars. — La plaie est presque complètement cicatrisée. En ébranlant l'extrémité du nez, on sent encore de la crépitation au niveau de la section des os propres.

31 mars. — Dysenterie légère. Sedlitz.

2 avril. — La dysenterie reparaît; un nouveau purgatif la chasse entièrement.

5 mai. — Le malade se plaint d'un mal de gorge et de douleurs à la joue droite, douleurs qui, depuis quatre jours, vont toujours croissant. On constate un gonflement marqué de la joue droite. Pas de céphalalgie. On donne de l'eau de Sedlitz.

12 mai. — On trouve un prolongement du polype dans la fosse ptérygo-maxillaire ; cette masse est tellement adhérente qu'on ne peut l'extirper avec une pince et qu'on est obligé de la couper avec des ciseaux L'anesthésie ne fut pas complète. On fit une incision dans la face intérieure de la joue pour arriver à l'implantation.

L'opération dura un quart d'heure; hémorragie légère. Le soir, la joue se gonfle. Pas de céphalalgie. Le malade se plaint de douleurs fort vives dans les genoux qui le tourmentent toute la nuit.

13 mai. — La tuméfaction de la joue est assez considérable et amène des douleurs qui abattent le malade. Les douleurs des genoux persistent, et le malade commence à se plaindre de douleurs dans le bras gauche ; on fait des applications de cataplasmes sur la face et on ordonne des gargarismes à l'eau de goudron.

14 mai. — Céphalalgie assez intense. La nuit, il a eu une légère hémorragie nasale. Paralysie partielle du bras et de la jambe gauche. La face présente une température élevée. Gargarismes avec de l'eau de Pagliari étendue.

17 mai. — La joue est presque entièrement revenue à l'état qu'elle présentait avant cette dernière opération. Pas de céphalalgie. Paralysie persistante.

Rappelons ici que huit jours avant la première opération, le malade avait commencé à sentir des douleurs dans les genoux ; elles eurent même une telle intensité qu'elles l'empêchèrent de marcher pendant un ou deux jours. Elles étaient surtout fortes vers le soir.

26 mai. — Appétit bon. Sommeil. On constate une petite collection de liquide à 1 centimètre en avant du point où l'artère faciale passe sur le corps du maxillaire inférieur; on fait une petite ponction avec un bistouri étroit ; il sort quelques gouttes de pus et de sang noirâtre.

30 mai. — L'état général est on ne peut plus satisfaisant. La tuméfaction de la joue a presque complètement disparu. Il reste un peu de faiblesse de la jambe gauche. Consolidation parfaite des os du nez. Un peu de gêne dans la respiration par la fosse nasale gauche. Le malade sort.

Obs. VII. — Salle Saint-Sacerdos, n° 4. Victor B..., né à La Marche (Nièvre), âgé de dix-sept ans, entre dans le service de M. Ollier le 14 octobre 1872. Polype naso-pharyngien. Ce malade avait été opéré par M. Adolphe Richard, à l'hôpital Beaujon, par le procédé de Nélaton. M. Richard, avait tenté à dix-sept reprises, en deux ans, de détruire le polype par l'arrachement à travers la fente palatine, suivi de la cautérisation au chlorure de zinc. Il pria M. Ollier de l'opérer par son procédé; et l'opération eut lieu à l'hôpital Beaujon en présence de Nélaton, en octobre 1869.

L'opération enleva une masse qui se dirigeait en avant et obstruait la fosse nasale gauche. L'opération fut faite sur un malade déjà exsangue, cependant elle n'eut pas de gravité, et quelques jours après, il était remis complètement.

Deux ans après, la maladie repullula encore. Le malade vint trouver M. Ollier, à Lyon, qui lui pratiqua une seconde fois l'abaissement du nez.

Comme le malade avait été tourmenté par de nombreuses opérations, les polypes n'étaient pas pédiculés et on trouvait dans la partie postérieure du pharynx des masses molles difficiles à extirper. Il fallut recourir à une nouvelle opération, le 22 octobre 1872.

On constatait à cette époque la présence d'une tumeur grosse comme une amande, obstruant la narine gauche et s'avançant presque jusqu'à son orifice antérieur.

Avant l'opération, M. Ollier essaya de la saisir et de l'arracher par la fente palatine, résultat de l'opération de Nélaton, qui n'avait pas encore été comblée. Mais il fut difficile de saisir le polype et l'on produisit une hémorragie abondante qui força M. Ollier à revenir à la voie nasale, opération qu'il pratiqua le 22 octobre 1872.

On pratiqua l'ostéotomie au niveau des incisions précédentes. Cette première phase de l'opération fut, comme toujours, simple et facile. Mais l'extirpation du polype fut très laborieuse et très dramatique, car l'hémorragie était si abondante, que le malade était à tout moment menacé de syncope. Un instant même, on dut suspendre l'opération, tamponner les fosses nasales et laisser la circulation se rétablir. On laissa cependant de petites éponges dans la cavité naso-pharyngienne, éponges qu'on enleva définitivement le 23 octobre.

25 novembre. — Le malade voit parfaitement ; il déclare ne s'être jamais si bien trouvé. Cependant, observé au laryngoscope, on aperçoit sur les parois du pharynx un endroit d'aspect mamelonné, qui indique la récidive.

23 décembre. — Les granulations mamelonnées se voient surtout à gauche. On se décide à faire la cautérisation au canquoin. Pour cela, à l'aide de la baleine plate de M. Desgranges, sur l'extrémité de laquelle on a fixé un morceau de ladite pâte, on porte le caustique au niveau des parties malades, et on les maintient à l'aide de petits bourdonnets d'ouate introduits par la fente du voile du palais. On les laisse en place pendant cinq heures.

24 décembre. — Le malade a souffert beaucoup de l'application du canquoin, les douleurs se sont même prolongées toute la nuit ; ce n'est seulement que ce matin qu'elles ont cessé. On constate que les parties polypeuses ont été cautérisées, mais en plus le caustique a porté son action sur la partie postérieure du voile du palais ; on constate même de la rougeur sur la face antérieure.

2 janvier. — On sent que la tumeur est dépressible en partie et on sent aussi des battements. On fait une deuxième application de canquoin.

16 janvier. — On veut faire une troisième application du caustique, mais il ne peut être laissé que cinq minutes environ, à cause des douleurs atroces ressenties par le malade.

12 février. — On voit encore à la place du polype une masse vasculaire molle, dépressible, présentant même des battements et qui n'a pas augmenté de volume depuis deux mois.

M. Ollier, remettant la restauration du voile du palais à plus tard, laisse partir le malade.

Le malade resta dans cet état pendant deux ans; mais au printemps 1875, le polype récidiva encore, des hémorragies apparurent, et au mois de juin le malade vint retrouver M. Ollier, qui constata l'état suivant : le polype avait reparu au fond de la cavité naso-pharyngienne au niveau de la voûte basilaire et jusqu'au pavillon de la trompe d'Eustache, à gauche. Alors, au lieu d'une tumeur dure, fibreuse, comme la dernière fois, on constata la présence d'une tumeur molle, dépressible, pulsatile, donnant au toucher la sensation de battements d'artère du calibre de la radiale. Le polype ne s'avançait pas dans les fosses nasales, il ne pouvait être question d'une autre ostéotomie. Alors il s'agissait de détruire la tumeur sur place, sans danger pour les organes voisins. Le danger d'hémorragie était la complication la plus menaçante. Le procédé auquel s'arrêta M. Ollier fut le suivant : il enfonça dans la tumeur, en plusieurs points, un fer rouge sombre de manière à refouler lentement les tissus, sans les diviser brusquement. Malgré la lenteur du fer rouge, il y eut un moment une hémorragie excessivement abondante qu'on put heureusement arrêter par la compression. Ayant creusé quatre trajets dans la tumeur, on enfonça dans ces trajets des trochisques de canquoin de même diamètre et on mit dessus des tampons de coton maintenus par une espèce de spatule fixée à un appareil extérieur.

M. Ollier fut assisté dans cette opération par MM. Tripier et Poncet.

Le soir, le malade éprouva des souffrances atroces dans l'oreille et dans la tête. On retira alors les tampons de coton et tout ce que l'on put du canqoin avec une sonde cannelée introduite dans les trajets occupés par les trochisques. Cette cautérisation, qui avait duré huit heures, avait changé la nature du polype. Il était réduit, dans sa plus grande partie, en une escarre grisâtre, sans pulsations. On appliqua de la glace sur la tête du malade et on attendit la chute des escarres qui s'éliminèrent lentement.

Un mois après, on renouvela l'opération, car il restait encore des points pulsatils, seulement comme on ne pouvait perforer la substance on appliqua deux plaques de canquoin sur les parties les plus saillantes. Nouvelles douleurs qui disparurent sans retour à la chute de l'escarre; on constate bien encore la présence de tissu pulsatil; mais on n'ose aller plus loin de peur de dépasser les parois latérales du pharynx.

La transformation télangiectasique du polype ne cessa pas de préoccuper M. Ollier et il songea à recourir à l'électrolyse. Il n'en fut pas besoin heureusement. Le malade a été guéri depuis lors, n'a plus eu d'hémorragie, et voilà ce qu'il nous écrit le 13 mars 1882 :

« Ma santé est parfaite depuis mon dernier voyage à Lyon ; je n'ai absolument rien ressenti, aucune hémorragie et aucun battement dans l'oreille gauche; c'était, je crois, les symptômes de la croissance de mon polype; cependant, autant que je puis en juger par le toucher avec le bout de ma langue, il en reste gros comme une cerise; mais il me semble, si ma mémoire ne me fait pas défaut, l'avoir toujours senti ou du moins depuis longtemps, c'est-à-dire depuis trois ou quatre ans (et voilà six ans que vous m'avez opéré pour la dernière fois). Par moments, cette petite tumeur est très dure, mais à l'état ordinaire elle est plus molle et cède à la pression du bout de la langue ; mais elle ne fait aucun progrès et ne m'incommode nullement.

« Je ne pourrai vous envoyer ma photographie avant la fin de la semaine, vous jugerez avec cela, mieux que je ne pourrais le faire, de mon visage.

« Ma parole s'est beaucoup améliorée, je crois, par l'habitude; je dis je crois, parce que moi je ne me suis jamais entendu et me suis toujours figuré parler comme tout le monde; j'ai bien éprouvé quelques difficultés de prononciation dans les premiers temps, voilà une dizaine d'années, lorsque vous m'avez rendu la respiration par le nez à votre voyage à Paris, la première fois que m'avez scié le nez à Beaujon; mais, depuis, la pratique, l'habitude m'ont délivré de ces *ennuis;* je ne me sens plus aucune gêne, il m'arrivait aussi en buvant, en mangeant la soupe même, d'être obligé de tenir la tête en arrière, pour que le liquide ne me repasse pas par le nez; aujourd'hui et depuis longtemps, je n'éprouve plus aucun de ces inconvénients, et je puis me tenir à table comme tout le monde. En somme, de ma maladie, il ne me reste plus que le son défectueux de ma parole auquel j'aurais déjà pu remédier à l'aide d'un appareil, ce qui me serait facile, puisque c'est mon métier; mais je m'en soucie fort peu, je suis tellement heureux de vivre!

« Agréez, etc. »

Obs. VIII. — Le 2 février 1874, le nommé C... F..., entrait dans le service de M. Ollier, salle Saint-Sacerdos, n° 11[1]. Il est âgé de vingt cinq ans et exerce la profession de cultivateur.

Le début de sa maladie remonte, dit-il, à deux ans et demi, et fut marqué par une sensation de gêne dans les fosses nasales et une difficulté toujours croissante de respirer par le nez; en même temps, il s'écoulait par la narine droite, et d'une façon continue, un liquide muco-purulent. Depuis cette époque, la gêne n'a cessé d'augmenter, mais sans douleur; depuis un an, fréquentes et abondantes hémorragies nasales, auxquelles le malade attribue son état actuel.

« Aujourd'hui le dos du nez paraît normal, quoique légèrement dévié à gauche; la cloison est refoulée du même côté, mais on ne voit cette déformation qu'en élargissant les narines. A

[1] *Lyon-Médical*, 1874, p. 277. Observation prise par M. F. Dubief.

droite, il s'écoule constamment un liquide puriforme que le malade ne peut chasser en se mouchant, ce côté des fosses nasales étant complètement oblitéré ; l'air passe encore par la narine gauche, mais seulement pendant l'expiration et très incomplètement. Le voile du palais est fortement repoussé en avant et toute sa partie libre se présente comme une paroi verticale. Les piliers antérieurs et postérieurs sont tendus, et un espace de 3 à 4 centimètres sépare le voile du palais de la face postérieure du pharynx. On ne voit pas la tumeur ; mais en enfonçant profondément le doigt, on la sent sous forme d'une masse arrondie et dure, occupant toute la partie supérieure du pharynx. On remarque, surtout pendant le sommeil, du cornage qui tient à l'état du voile du palais. La voix est nasonnée, la déglutition difficile ; pas de douleurs névralgiques, pas de phénomènes du côté des yeux ; pas de troubles cérébraux ou nerveux. La tumeur parait avoir un assez large pédicule implanté sur la base de l'apophyse ptérygoïde droite. L'examen et la palpation de la tumeur faits le 5 février n'ont pas provoqué d'hémorragie.

Le 7 février, M. Ollier pratiqua l'extraction de la tumeur par son procédé de l'ostéotomie verticale et bilatérale du nez. Dans un premier temps, on abat l'auvent nasal et on repousse la cloison à gauche. La tumeur, très volumineuse, apparaît largement. Après quelques essais infructueux d'extraction par la bouche, on tente l'ablation par la narine droite. Le vomer est très excavé sur sa face droite ; le polype est largement et solidement implanté sur des points multiples du pharynx et des fosses nasales. Après plusieurs tentatives et par des tractions énergiques, on arrache par la voie nasale, en avant et en plusieurs fois, une tumeur fibreuse, peu vasculaire, pesant 57 grammes. La perte de sang est insignifiante. On relève l'auvent nasal, on place six ou sept points de suture et on complète l'occlusion à l'aide de bandelettes de taffetas d'Angleterre. L'examen microscopique révèle un fibrome pur. Les suites immédiates de l'opération furent très simples. Comme traitement consécutif : glace sur la tête, bouillon et vin glacés.

Dans la journée, légère hémorragie arrêtée très facilement par deux petits tampons antérieurs. Le soir, le malade paraît assez abattu. Température, 38°7.

Le 8, au matin, température à 39°1. Le soir, le pouls est à 120 et la température à 38°8. On ne constate ni délire, ni vomissements, ni frissons, ni déviation oculaire. Le malade se plaint seulement d'un peu de céphalalgie sourde et diffuse, qui paraît un peu plus marquée au-dessus du sourcil droit. Pas de douleur pharyngée; somnolence, mais pas plus marquée que la veille. Lavement purgatif, glace sur la tête; sulfate de quinine, 75 centigrammes.

Le 9, le malade est plus éveillé; le matin, T., 38°8 ; P., 108 (après lavement et quinine); le soir, T., 40°.

Le 10, au matin, P., 96, T., 38°6. État très satisfaisant, un peu de gonflement et de sensibilité des joues. Crachats muco-purulents et légèrement striés de sang; le soir, T., 39°5.

Le 11, l'amélioration se maintient; matin, T., 38°3; P., 80; soir, T., 39°6. On continue la glace.

Le 12, P., 100 ; T., 39°4. Aucun symptôme n'explique cette élévation de température. Un peu d'écoulement purulent par la narine droite. Soir, T., 39°6; le malade se trouve un peu fatigué. Sulfate de quinine, 60 centigrammes.

Le 13, la température rectale retombe à 38°3, le matin, et à 38°8, le soir. Réunion immédiate de la peau du nez sans réunion osseuse. Commencement d'herpès sur le bord de la lèvre supérieure. Le malade respire bien par le nez, pas de cornage; quinine, 40 centigrammes. La convalescence se continue.

Le 14, T., matin, 37°9; soir, 39°.

Le 15, T., 37°7; soir, 38°3.

Le 16, T., matin 37°9; soir, 38°6.

On enlève les bandelettes de taffetas. Les lèvres de la plaie laissent suinter un liquide incolore (larmes). Nouvelles bandelettes. Pas de céphalalgie.

Le 17, on commence le redressement de la cloison avec le laminaria; matin, 38° ; soir, 38°3.

Le 18, T., matin, 37°9 ; soir, 38°.

Le 19, T., matin, 37°9; soir, 38°5.

Depuis, la température n'est pas remontée au-dessus de 38°2. En quinze jours, la guérison était obtenue, et le vingt-deuxième jour le malade quittait l'Hôtel-Dieu.

Obs. IX. — Cette observation et celle qui va suivre sont extraites toutes deux de la thèse de M. Muzeau[1]. Nous nous bornerons donc à les résumer.

Le 9 mars 1864, entra dans le service de M. Ollier le nommé Antoine G., âgé de vingt-deux ans, né à Saint-Julien-de-l'Erms (Isère), domestique. On constate l'existence d'un polype multilobé qui est implanté sur toute la paroi postérieure de la cavité naso-pharyngienne. Il s'enfonce dans la cavité nasale gauche par un grand lobe; un autre plus petit se trouve dans la fosse nasale droite. Le nez est un peu écrasé, le voile du palais est repoussé en avant, le malade ne peut pas respirer par le nez et la parole est très gênée. Pendant plusieurs mois le malade retirait en se mouchant de petites esquilles.

Ce malade, opéré déjà une fois par la cautérisation, il y a deux ans, a été opéré de nouveau par l'ostéotomie verticale et bilatérale du nez, le 9 mai 1864. Au moment de l'extirpation, on reconnaît la large implantation du polype, surtout au niveau de l'apophyse basilaire. Il était si fort à cette endroit qu'une pince a été faussée. On mobilise la cloison qui était tellement amincie par la pression du polype qu'il a suffi d'introduire le doigt pour la faire éclater; on enlève tout ce qui paraît suspect, on relève le nez et on pratique la suture en dehors du périoste. On fait un pansement simple et on introduit des éponges dans les fosses nasales pour prévenir l'hémorragie.

Les suites de cette opération ont été très favorables. On enlève les éponges au troisième jour, on panse la plaie avec du sulfate de fer pour la préserver d'érysipèle dont quelques cas sont déclarés dans la salle. On enlève les fils, et le malade sort, le 1er juillet, complètement guéri et extrêmement satisfait.

[1] Thèses de Montpellier, 1866.

Obs. X. — Marc V..., dix-neuf ans, journalier, né à Mollon (Ain), entré à l'Hôtel-Dieu, service de M. Ollier, le 19 janvier 1865.

Ce malade, d'une bonne constitution, est très débilité par les hémorragies consécutives et abondantes qu'il a eues. Il éprouve de la gêne à respirer, la voix est nasonnée; il a une surdité manifeste; on observe du larmoiement à gauche et une sanie fétide s'écoule de l'intérieur du nez, lequel est complètement imperméable. La face n'est pas déformée et n'a jamais eu de céphalalgie.

Par le toucher, on constate dans le pharynx une tumeur dure, arrondie et pédiculée, solidement implantée dans l'apophyse basilaire et déprimant le voile du palais.

La cloison est inclinée à gauche.

L'opération, qui a présenté quelques difficultés au moment de l'extraction du polype, est faite le 14 février par l'ostéotomie verticale et bilatérale du nez. Pas d'hémorragie. On fait la réunion ; le malade va de mieux en mieux ; la cicatrisation se fait vite, et il sort, complètement guéri, le 4 mars.

Obs. XI.— *Cancer des fosses nasales.— Céphalalgie insupportable.— Obstruction complète des fosses nasales.— Ostéotomie verticale et bilatérale de la charpente du nez. — Disparition immédiate des douleurs.*

Au n°21 de la salle Saint-Pierre, était couchée, en janvier 1879, une femme âgée de cinquante-huit ans, qui éprouvait des douleurs atroces produites par un polype cancéreux qui obstruait les fosses nasales. Le polype, en se développant, avait déformé complètement le nez. Au niveau de l'os unguis, à droite, il avait pénétré dans la cavité orbitaire. Par les narines, sortaient deux prolongements d'un tissu mou et saignant facilement.

Les douleurs qu'éprouvait la malade étaient bornées à la région frontale. Pas de symptômes cérébraux, ni affaissement, ni paralysie.

La nature du polype ne pouvait être douteuse. Aussi ne pouvait-on penser qu'à un traitement palliatif. M. Ollier lui abaissa le nez par l'ostéotomie, et grâce à cette ouverture, put facilement nettoyer les cavités. Le polype, étant mou, se laissait facilement écraser et déchirer ; on put aisément nettoyer les fosses nasales et enlever un prolongement qui pénétrait dans les sinus frontaux.

Par cette opération, la perméabilité des fosses nasales fut rétablie, et, ce qu'il y a de plus intéressant, les douleurs cessèrent complètement. Au bout de dix jours, le nez fut recollé. Peu de jours après, la malade partit, croyant fermement en une guérison que la nature de sa maladie ne permettait malheureusement pas d'espérer. Elle n'a pas été revue depuis lors.

Obs. XII. — *Fracture du nez portant sur les os propres et les cornets. — Développement de polypes muqueux dans les fosses nasales. — Persistance de la suppuration due à la présence de séquestres.— Abaissement du nez par l'ostéotomie. — Nettoyage. — Cessation de la suppuration et de l'ozène.*

M. C., chef de bataillon, reçut à la bataille du Mans une balle qui perfora les deux yeux et fractura les os propres du nez. Les yeux furent perdus et la cicatrisation du nez fut longue à s'effectuer. La suppuration persista toujours et les narines s'obstruèrent de plus en plus à cause d'un développement de polypes muqueux qui envahirent peu à peu toute la cavité.

En octobre 1876, M. C., qui avait tenté jusque-là différents moyens pour faire cesser sa suppuration et disparaître l'odeur insupportable qui en était la conséquence, vint consulter M. Ollier qui lui conseilla l'abaissement du nez.

Cette opération était dans ce cas d'autant plus indispensable que l'entrée des fosses nasales était déformée à la suite de la fracture des os propres du nez et que l'on pouvait difficilement manœuvrer les instruments.

Après avoir abaissé le nez par l'ostéotomie, M. Ollier put facilement enlever les séquestres des cornets enveloppés dans des productions polypiformes.

Au premier abord, la forme du nez ne semblait pas favorable à l'opération, à cause de l'écrasement produit à sa racine; mais on eut un jour bien suffisant pour débarrasser les fosses nasales de tout leur contenu.

Depuis lors, la guérison s'est maintenue : le malade n'a plus ni suppuration, ni odeur désagréable et peut respirer librement.

Nous voyons dans ces deux exemples une indication de plus de ce procédé pour le traitement de ces polypes rebelles qui renaissent, pour ainsi dire, sous la pince du chirurgien et qu'on ne peut guérir qu'en enlevant les cornets.

Grâce à la vaste fenêtre que l'on a, on peut éviter les efforts désordonnés que l'on peut faire lorsqu'on n'a pas d'ouverture suffisamment large.

IV

CONCLUSIONS

C'est à la chirurgie moderne que revient l'honneur d'avoir inventé les diverses méthodes que nous possédons aujourd'hui pour l'extirpation des tumeurs des fosses nasales, et, en particulier, pour l'ablation des polypes naso-pharyngiens.

Comme nous l'avons vu précédemment, le chirurgien a actuellement à son service trois méthodes opératoires. Parmi celles-ci laquelle devons-nous choisir ? Il serait très difficile d'en choisir une à l'exclusion de toutes les autres; car il faut, avant tout, se rendre parfaitement compte des conditions que présente le malade, l'application de la phrase célèbre qui dit : « Il y a des malades et non des maladies, » étant dans ce cas parfaitement justifiée.

Nous pouvons cependant laisser de côté la méthode qui consiste à aller chercher le polype à travers les voies naturelles sans opération préalable, son application n'étant admissible que dans les cas de polype petit et pédiculé, c'est-à-dire facile à extraire ; si, d'un autre côté, nous examinons la méthode maxillaire, nous nous apercevons facilement qu'elle doit être entièrement rejetée, à cause de nombreux inconvénients et d'une difformité inévitable ; cependant, dans les cas de polype fibreux développé du côté du pharynx et s'avançant peu vers les fosses nasales, on peut extraire facilement la tumeur au moyen de la boutonnière staphyline. On peut alors, après l'ablation du polype, faire la suture du voile et prévenir toute difformité. Cette méthode, en effet, exige consécutivement, à l'intervention chirurgicale, des appareils prothétiques souvent très difficilement supportés par les patients.

Examinons maintenant les différents procédés maxillaires.

En première ligne, nous voyons Syme (d'Edimbourg) qui, le premier, pratiqua cette opération, le 12 mars 1832[1].

Vinrent ensuite Flaubert (de Rouen), Michaux (de Louvain), Robert, Maisonneuve, Guersant, Bauchet, Fleury, Deguise, Nélaton, etc. Au point de vue des conséquences fatales, cette opération n'est certainement pas à repousser, puisque Robert Masse[2] cite dans sa thèse vingt-deux ablations du maxillaire supérieur, et sur ces vingt deux cas, trois insuccès, dont un dû à l'anesthésie

1 *Journal méd. et chirurg. d'Edimbourg*, t. XXXVIII, p. 32.
2 Thèse de Paris, 1864.

par le chloroforme et deux au procédé de destruction de la tumeur plutôt qu'à la résection.

La statistique de Michaux (de Louvain) est encore moins meurtrière : trois morts sur vingt-sept opérés.

Gensoul, mieux encore, n'eut aucun insuccès sur huit opérés.

Le seul avantage de cette méthode sur l'ostéotomie verticale et bilatérale du nez est de laisser une porte ouverte par laquelle, en cas de récidive, on peut aller de nouveau chercher le polype.

Mais comme avec le nouveau procédé de M. Ollier, la récidive est, toutes choses égales d'ailleurs, moins à craindre, parce que cette opération, peu grave par elle-même, est parfaitement renouvelable sur le même sujet, nous nous arrêterons à elle de préférence.

Ce chirurgien a aussi imaginé une résection du maxillaire avec un perfectionnement remarquable qui consiste à conserver le périoste de l'os pour sa génération ultérieure (12 septembre 1863). En effet, le malade opéré à cette date ayant eu besoin d'une seconde opération, M. Ollier eut à faire la résection d'un maxillaire de nouvelle formation [1].

Ce perfectionnement est fort utile à noter, car, s'il est vrai que le maxillaire réséqué ne se régénère pas entièrement, il ne s'en forme pas moins, dans la plupart des cas, un arc osseux nouveau qui s'oppose à l'aplatissement de la joue et surtout, chose essentielle, qui permet d'obturer, par le rapprochement des tissus ou avec un

[1] *Traité expérimental et clinique de la régénération des os*, par L. Ollier, 1867, t. II, p. 492.

appareil très simple, la communication de la cavité buccale et des fosses nasales qui est toujours fatale par les autres procédés (cas de M. Pamard, d'Avignon). Il est vrai que cet os nouveau, d'après quelques auteurs, ne persiste pas dans plusieurs cas et se résorbe ; mais on peut affirmer que, même dans les cas les moins favorables, il n'en reste pas moins un tissu résistant qui remplit le même but.

M. Ollier ne croit pas à la résorption d'un tissu osseux complètement formé, à moins que la récidive du polype n'occasionne des prolongements qui l'usent par pression. Il est probable que les auteurs qui ont admis la résorption, ont été induits en erreur par la résistance des tissus fibreux qui peut, à certains moments, faire croire à la formation d'une lame osseuse, et qui s'assouplit plus tard.

Langenbeck a cherché aussi à fermer cette communication en conservant soigneusement les parties molles de la voûte palatine.

Toutes ces méthodes ne donnent pas les mêmes facilités opératoires que l'ostéotomie verticale et bilatérale du nez ; elles occasionnent, en outre, un traumatisme chirurgical trop considérable et laissent une véritable infirmité, comme nous l'avons déjà dit, par suite de l'absence de l'arcade dentaire et de la perforation de la voûte palatine, en sorte que les malades éprouvent de grandes difficultés, soit pour parler, soit pour manger, difficultés qui réclament l'usage d'appareils de prothèse qui ne sont pas toujours très bien tolérés.

Dans cette même méthode, il y a aussi le procédé de résections partielles ; mais malheureusement il ne donne pas une ouverture suffisante pour l'extirpation des gros polypes.

La méthode par la voie palatine comprend deux procédés : l'un qui se limite à l'incision du voile du palais, et l'autre à la résection d'une partie osseuse de la voûte palatine. C'est Manne qui, le premier, dans un mémoire intitulé : *Observation de chirurgie au sujet d'un polype extraordinaire*, fait connaître qu'il a pratiqué le premier procédé.

Plus tard, Garengeot, Morand, Brulatour, Trélat, Verneuil, Labbé, etc., ont profité de l'opération de Manne.

Dieffenbach, Maisonneuve, Foucher, Huguier, Bauchet, Jobert (de Lamballe), etc., ont pratiqué le même procédé avec quelques modifications.

En 1848, Nélaton, bien que Flaubert père, Michaux et Adelman eussent réséqué la voûte palatine, proposa de compléter l'opération de Manne par la résection des parties osseuses.

Ce procédé, qui a eu beaucoup de partisans, présente des inconvénients très sérieux. En premier lieu, si l'insertion du polype ne se trouve pas sur l'apophyse basilaire, c'est-à-dire, s'il se trouve dans les parties latérales de la base du crâne, les instruments n'y arrivent pas aussi facilement qu'on pourrait le supposer, et dans le cas même le plus favorable, il faut absolument, pour arriver à l'implantation de la tumeur, l'enlever par fragments, et cela malgré l'abondance d'une hémorragie qu'il est très difficile de contenir à cause de l'ouverture étroite et mal éclairée.

Ce procédé, plus que tous les autres, expose aux pertes de sang considérables qui très souvent forcent la main au chirurgien, et l'obligent, pour terminer son opération, à recourir à un procédé différent.

Consécutivement à ce procédé, nous devons signaler aussi l'inconvénient grave, consécutif, qui consiste à laisser le voile du palais béant, ce qui naturellement exige une intervention prothétique.

Il nous reste seulement à établir un parallèle entre les divers procédés compris dans la méthode nasale. Nous ne dirons rien du procédé de Wutzer et nous commencerons par celui de Chassaignac. Ce chirurgien faisait l'opération, comme nous l'avons déjà décrite en enlevant les parties osseuses de l'auvent nasal ; mais en faisant cette résection, il laissait le nez sans charpente et produisait une difformité désagréable par suite de l'affaissement des parties molles et une grande gêne de la respiration. Dans la plupart des cas, l'application de l'écraseur est presque impossible.

Le procédé de Langenbeck a aussi un grand inconvénient que Bæckel a très bien fait remarquer : ce chirurgien en commençant par dépouiller l'os des téguments, et ne le laissant en rapport qu'avec le périoste, s'exposait, si cette membrane venait à se détruire, à voir survenir une nécrose de l'os réséqué.

Le procédé de Bæckel n'étant que le même procédé que celui de Chassaignac, la même remarque peut lui être parfaitement appliquée.

Quant au procédé de Lawrence, il présente aussi de grandes chances de mortification du lambeau nasal, parce qu'enrelevant le nez sur le front, il le laisse attaché par un faible pédicule au reste de le face.

Les avantages que présente sur tous les autres procédés celui du docteur Ollier sont très nombreux ; une incision cutanée et un trait de scie la constituent. Il n'offre aucune espèce de danger, ouvre une voie large et permet pourtant de détruire le polype le plus solidement implanté. Par ce procédé, on peut facilement arrêter les hémorragies, si redoutables dans ce genre d'opérations, et comme nous l'avons démontré par nos observations, on peut la renouveler sans aucun inconvénient.

Quant aux méthodes de la cure lente par le procédé de Legouest et Denucé, nous n'avons pas à nous en occuper.

De tout ce qui précède, nous tirons les conclusions suivantes :

La méthode par la voie nasale présente, en général, plus d'avantages que toutes les autres, et parmi les procédés, celui de M. Ollier est préférable :

A. Il est d'une facilité extrême.

B. Il ouvre la plus large voie, surtout si l'on a recours à la dernière modification.

C. Il ne compromet aucun organe important.

D. A part une cicatrice qui s'efface de plus en plus, il ne laisse aucune difformité ni aucun trouble respiratoire.

E. Il permet, mieux que les autres procédés, la manœuvre des pinces pour l'arrachement du polype, et en rendant cet arrachement plus sûr et plus facile, il diminue les chances d'hémorragie.

F. L'opération peut être renouvelée sans danger si le polype se reproduit après une nouvelle opération ; les os se soudent tout aussi bien et la cicatrice n'est plus apparente.

FIN

LYON. - IMP. PITRAT AINÉ, 4, RUE GENTIL.

www.ingramcontent.com/pod-product-compliance
Ingram Content Group UK Ltd.
Pitfield, Milton Keynes, MK11 3LW, UK
UKHW022122260726
13993UKWH00003B/1181

9 782329 155494